働く人のための「読む」カウンセリング

ピープル・スキルを磨く

髙山直子

研究社

はじめに

ピープル・スキル (people skill)

「コミュニケーション」という言葉に囚《とら》われて、「自分を殺して人と接しなければいけない」と考えたり、「自分らしくあってはいけないのか」と不安になってしまい、自己尊重心(セルフ・エスティーム)が低下し、カウンセリングに訪れる人が増えています。自分を大切にし、自分を信じ、ありのままの自分を受け止める力の源となる「自己尊重心」が低下すると、自分らしさを見失い、自分の存在価値がわからなくなります。結果、自己否定のスパイラルに陥りやすくなり、うつ症状などの精神疾患を発症する人もいます。昨今のカウンセリングでも、自己尊重心の低下が生きづらさに影響しているケースは多く、「職場」の人間関係が、自己尊重心の低下の要因になっていることは少なくありません。

終身雇用制から成果主義が主流になり、「労働」が商品化され、正社員だけでなく派遣やパートといった非正規社員など多様な働き方が混在する職場が増えています。勤務形態の多様化や世代間ギャップが進み、従来のピラミッド型構成も崩壊しつつある中で、「職場」では、「コミュニケーションスキル」が重視されています。一方で、この「コミュニケーション」という言葉に翻弄《ほんろう》されている人も少なくないのではないでしょうか。

若い世代では、「KY」という言葉が一世を風靡《ふうび》し、「その場の空気を読む」コミュニケーションがより求められるようになりました。私たちはエスパーではないので人の心を本当に読むことはできませんが、空気を読み間違えたときには、「コミュニケーション能力に欠ける」と烙印《らくいん》を押されかねません。

特に職場で働くことは多くの場合、「生活」に直結しており、職場の人間関係のトラブルは、「自分らしく生きる」か、「サバイブする（生活を支えるのに必要な賃金を得て、生き残る）」かを天秤にかけるような究極の選択を迫られる問題ともいえます。

学生時代からの友人とは変わらずいい関係を維持しているが、たまたま配属された部署の上司と相性が合わないために、「自分のコミュニケーション能力に問題があるのでは？」と「自分らしさ」への自信を失ってしまう人、これまで同僚や部下と信頼関係をスムーズに築いてきたのに、新しく入った一人の部下の指導について、誉めたり注意したり励ましたり、できる限りの方法を使ってもうまくいかないため、そのうち「自分の指導の仕方に問題があるのか」と不安になってしまう人、職場では人気者でも、取り引き先の顧客から頻繁にクレームがあり業務評価が下がったために、仕事全体への自信を失ってしまう人もいます。

私たちは、一〇〇人の人がいたら一〇〇人の人に好かれなければいけないのでしょうか？一〇〇人の人がいて一〇〇人の人に好かれないと、まるでコミュニケーション能力に問題があるかのような感覚に陥っている人も少なくありません。家族のメンバーの中でも妹とはよく話すが、兄とはほとんど会話がないなど、相性が合う相手、合わない相手はいます。目的や価値観が異なる人が集まる職場や仕事上の人間関係においては、利害も絡みますし、ほとんどの場合、相性の良い相手を自分で選ぶということはできません。ですから、信頼関係を築くために時間がかかる相手や意思の疎通がうまくいかない相手に出遭う確率は高くなります。

相性が合わない相手と出くわしたとき、自分らしさに疑問を持ち「コミュニケーション能力」が足りないと自分を責めるか、「自分らしさ」を大切にして、できるだけストレスが少ない距離感でその人と接するかでは、自己尊重心への影響は大きく違います。

自分のコミュニケーションのスタイルに合わない相手やケースにおいて、自分の資質や能力を悲観するのではなく、自分が少しでも楽になれる方法や考え方を見つけられれば生きやすさにつながるでしょう。「コミュニケーション能力」というよりも、自分が楽になれる人との距離感のとり方や接し方を本書では、「ピープル・スキル」として紹介します。

私はカウンセラーですが、カウンセラーは初対面の多種多様な人と信頼関係を築くことが大きな役割のひとつです。ですから、カウンセラーがクライアント（カウンセリングを提供する相手）に接する上での意識やアプローチの仕方には、人間関係をスムーズにするヒントやコツが豊富に盛り込まれています。そして、それらは普段の生活に十分生かせるものです。そうした情報や知識、スキルを本書を通して共有することで、自分らしさを失わずに、自尊感情を維持しながら職場で「サバイブする」ための自分に合った方法を見つけてもらえたらと思っています。

また、本書ではスキルだけでなく人と接する上でできるだけストレスを少なくする考え方についても取り上げます。私がカウンセラーとして一番多く訊かれる質問は、「ネガティブな要素が多い話を聴く仕事なのに、なぜ疲弊しないのですか？」という質問です。日々の業務において、それだけ人間関係が原因で疲弊している人が多いということだと思います。

カウンセラーはクライアントの抱えている問題や悩みについての話を聴きますが、全知全能の神でもなければ、悩みや問題解決のための万能薬を持っているわけでもありません。

ときにはクライアントに怒りや悲しみをぶつけられるときもあります。意思の疎通が非常に難しいケースもあります。カウンセラーがクライアントとの関係を築く上で困難にぶつかるたびに、「自分のコミュニケーション能力に問題がある」と考えていては、カウンセラーという仕事を続けることは難しいでしょう。カウンセラーがクライアントと接する上で必要とされる意識には、ストレスの軽減につながる要素や疲弊しない、燃え尽きないための要素が多く含まれています。この意識の持ち方は普段の生活にも応用できます。

本書で紹介するカウンセリングの知識やスキルを使って、自分の心のクセに気づき、ストレスの少ない生き方のヒントになればと思います。

この本を読み終わったとき、「自分」や「自分らしさ」を受け止め認められたら、ふっと心が軽くなるかもしれません。忙しくて気の許せる仲間と話す時間がない人も、カウンセリングを受けることに抵抗がある人も、カウンセリングのスキルと意識を「ピープル・スキル」として分かりやすく紹介した本書を「読む」カウンセリングとして生活や職場で生かしていただければと思います。

目次

第1章　コミュニケーション　～ピープル・スキル～

信頼関係を築くために

信頼関係は、たとえば仲間と一緒に同じ目標に向かって努力したり、家族が一緒に生活することで自然と築かれることが多いと思います。初対面の人をいきなり信頼することはあまりないでしょう。しかし、社会に出ると会ってそれほどの時間がたっていない人とも、信頼し合って仕事をしたいと思ったり、またはしなければならないという場合があります。たとえば打ち合わせや会議、面接等で、自分自身を短時間で信頼してもらう必要がある場面はどんな仕事にもあるでしょう。

そのようなとき、相手に安心を与えることでよりコミュニケーションが円滑に、豊かになることは少なくありません。反対に、安全感や安心感がない中で信頼関係を築くことは難しいです。

信頼関係を築きたい、またはコミュニケーションをもう少しスムーズにしたいと思ったら、まず「どうやったら相手に安心を与えられるか」を考えてみてください。または、コミュニケーションがうまくいっていない相手に対し「相手は自分とコミュニケーションをとる上で何に不安を感じているのだろう？」と考えてみるのもいいかもしれません。

カウンセラーにとってクライアントのほとんどは、初対面の人たちです。カウンセラーは初対面の人とどのように信頼関係を築くのでしょうか？　初めて会ったときにカウンセラーが安心感を与えられなければ、クライアントは二度と戻ってこないかもしれません。

カウンセリングのアプローチの中には、信頼関係を築くのに必要な「安全感」「安心感」をいかに与えるかの知恵がたくさん詰まっています。実際、私がカウンセラーとしてクライアントと信頼関係を築く上で最も意識することは、安全と安心です。「安全感」「安心感」がなければ、特に初対面の人と信頼関係を築くことは難しいからです。

カウンセリングではクライアントは、自分がまったく知らないカウンセラーに自分の弱点ともいえる悩みや問題を打ち明け、向き合うことが難しい事実や現実について話します。「安心」や「安全」を感じられなければ、自分の思っていることや感じていることなどの〝本心〟を話す気持ちにはなれないでしょう。実は、カウンセリングアプローチの中で利用されている「安心感」「安全感」を与える方法は、普段の生活でも十分に生かせるシンプルな方法です。

私が普段意識している「安心感」「安全感」を与える方法をいくつか紹介しますが、すでに皆さんが普段何気なくやっていることかもしれません。しかし、意識してやることで相手に与える安心度が変わります。

家族や友人、職場の中にも、自分の本当の気持ちや考えを言いやすい相手と言いにくい相手がいますよね。自分が「安心」や「安全」を感じる人はどんな雰囲気の人でどんな言動をする人ですか?

たとえば

・自分の話に関心を示してくれる人
・自分を理解してくれていると感じられる人
・他の人に自分の話をしない人
・迷惑がらないで話を聞いてくれる人
・プレッシャーを感じない人

などがよく挙げられます

私がクライアントに「安心感・安全感」を感じてもらえるように意識している主なポイントは次のとおりです。

1　アイコンタクト

2　声のトーン
3　話すスピード
4　ゆったりした雰囲気
5　笑顔
6　距離感
7　守秘
8　迅速さ
9　マジックワード「一緒に」「ありがとう」
10　決めつけない姿勢

これらのポイントについてひとつひとつ見ていきましょう。

1　アイコンタクト

相手の目の高さにそろえ、相手の目を見て話すことで、「あなたの話に興味を持ってちゃんと聴いていますよ」という姿勢を示します。相手によっては、目を見るのが苦手な人や、視線を逸《そ》らしながら話す方が楽な人もいるので、相手に自分の目を見て話すことを強要する必要はありません。相手が自分を見て話していない時は、自分がどこを見ていても関係ないと思いがちですが、私は視線を相手に向けた状態を維持するようにしています。不思議なのですが、見えていなくても人は視線を感じるからです。人は視線を感じることで「ちゃんと聴いてくれている」と安心します。

また、アイコンタクトを苦手とする人ができるだけリラックスして話せるように、私はクライアントの真正面よりも多少斜め向かいに座わるようにしています。そうすることで、クライアントに少し目を逸《そ》らして息を抜ける余裕を持たせ、よりリラックスできるセッティングをつくります。

相手の目を見て話すことが苦手な人は、目ではなく、相手の顎《あご》や襟元を見ることでアイコンタクトに似せることができます。

アイコンタクトがある状態で話をするのと、ない状態で話をするのとでは、脳の動きも違うと言われています。アイコンタクトがあると話し手の脳の動きがより活発になるそうです。適切なアイコンタクトで相手に安心感を与えることで、「この人になら話したい」と思わせることができます。アイコンタクトを意識するだけで、互いの脳の動きが活発になり、より多くの情報を互いにやりとりすることができ、その結果、意思の疎通がよりスムーズになるのです。

2　声のトーン

私は普段声が通り、高めなので、少しトーンを落とすように意識しています。

人間が意思疎通を図る上で「言葉」による意思疎通は、一〇％〜二〇％と言われています。残りの八〇％〜九〇％を表情や身振り手振り、声のトーンや声の大きさ、話すスピードなどに頼っているのです。たとえば、電話の向こうの相手が「大丈夫」と言っても、言い方や声のトーンによって「本当に大丈夫なのかな？」「我慢しているのでは？」と感じたことはありませんか？　特に電話では、相手の表情や動作が見えない分、私たちは、声のトーンや言い方に耳の全神経を集中させて意思の疎通を図っています。

声のトーンには、相手に安心を与えるだけでなく、相手のエスカレートしそうな感情を抑える効果もあります。相手が感情的になって大きな声を出しているときに、こちらも大きな声で対応すると、お互いに声がどんどん大きくなることがあります。居酒屋で周りがうるさいあまり、大きな声で話しているうちに、段々ケンカのようになってしまった経験はありませんか？　親が泣いている子どもに子守歌を歌い始めたら、段々泣き止んで寝てしまう光景を目にしたことはありませんか？　声のトーンには、人のペースや感情の高ぶりをこちらの状態に徐々に引き込ませる力があるのです。

私は、声のトーンを少し下げることを意識すると話しましたが、声のトーンが普段比較的低く重みがある人は、逆に声のトーンを意識的に少し高めにすることが必要かもしれません。ちょうどいい声のトーンの高さは、個々人がもともと持っている声の質によって違ってきます。

しかし、他人に自分の声のトーンについて聞くのも恥ずかしいですし、その都度録音してチェックすることもなかなかできませんから、相手に「安心感」を与える自分の声のトーンを見つけるのは、難しいかもしれません。

私が普段声のトーンに関して意識してやっていることは、口角を少し上げて第一声を発することです。こうするだけで、声のトーンをある程度調節することができます。

「口角を少し上げる」と伝えると、「笑顔をつくる」と思われる人がいますが、笑顔をつくることを意識する必要はありません。笑顔をつくろうとすると顔が引きつってしまい、声や言葉がスムーズに出てこなくなってしまうこともあります。また、相手がとても悲しんでいるときや、真剣な面持ちでいるときなど、場面によっては、笑顔をつくって話すと失礼にあたったり、相手に不快感を与えてしまうこともあります。声のトーンを調節するときに意識するのは、笑顔をつくることではなく、口角を軽く上げることだけです。

私は電話に出るとき、どんなに気分が落ち込んでいても、電話に出る前に口角を少し上げることだけ意識して電話に出るようにしています。気持ちを瞬時に持ち上げることは難しいですが、口角を上げることは、ちょっとした意識でできることです。これは、対面で話すときも同じです。

3　話すスピード

焦ったり、緊張したり、感情的になっている時に早口になる人が多いように、話すスピードは、早いよりゆっくりの方が落ち着きます。

私は、初対面のクライアントに対しては、特に話すスピードを意識的に普段よりゆっくりにします。相手が話したい気持ちが強い場合や、興奮や怒りなど感情が表出している場合は、さらにゆっくり話すように意識します。

相手が怒っていたり、興奮している時など、相手に勢いがあると自分も同じくらいの勢い、またはそれ以上の勢いでなければ相手に耳を傾けさせることができないと思いがちです。しかし、自分も相手と同じまたはそれ以上の勢いで話すと相手の勢いをさらにエスカレートさせてしまうことがよくあります。たとえば子どものケンカで、怒鳴っている相手に怒鳴り返しているうちに声の大きさでは決着がつかないので、手が出て殴り合いのケンカに発展してしまうことがあります。反対に、興奮している子どもに親が優しい声でゆっくり話しかけているうちに子どもがおとなしくなる光景もよく目にします。相手の話し方に勢いがあるときこそ、こちらが声のトーンを落とし、ゆっくり話すことで相手の勢いをそれ以上エスカレートさせない効果があるのです。

特に電話相談では、感情的になって大きな声で機関銃のように話している電話の相手に声のトーンを下げて応答すると、相手は自分の声が大きいあまり私の声が聞こえず、私の言っていることをキャッチしようとして声の音量を下げる、または黙る傾向があります。電話の向こうの相手に大きな声で「もっと小さな声でゆっくり話してください！」と伝えるより、反発や抵抗を引き起こすリスクも低く、ペースダウンさせることができます。

もし私がせかせかと早口で話したら、相手も私のペースに飲み込まれ焦ってしまったり、聞き取ることができず不安に感じるかもしれません。「何を言っているのか聞こえない」またはわからない」という状況は、相手の不安を増大させる可能性が高く、ゆっくり話す方が安心につながります。

4　ゆったりした雰囲気

私がある仕事の面接で、面接官の質問に答えている時のことです。面接官が時間を気にして腕時計を何度も見ていることがありました。その時私は、「あぁ〜、この面接官は私に関心がなく、すでに誰か採用する人が決まっていて、これは形だけの面接なんだぁ。絶対採用されないなぁ」、といった考えが頭をよぎり、不安と怒りがこみ上げてきたのを覚えています。

自分が話している相手が、せかせかと動き、視線を逸《そ》らしたりすると、「話している私が何かいけないことをしているのか？」という不安を感じたことはありませんか？「邪魔をしているのか？」「この人は私の話に興味がないのか？」いくらでもネガティブな考えが浮かんできます。

相手がゆったり構えて話を聴いてくれていると、「早く切り上げなければ」と焦ることもありません。上手く整理して話さなければと思うあまり、かえって混乱してしまうこともありません。「何か自分が不適切なことをしている」と罪悪感のようなものを感じることもありません。「この人は自分に興味がない」と人格を否定された気持ちになることも少ないでしょう。

ゆったりした雰囲気を出す方法の一つ一つはシンプルなことです。意識的に少し動きをゆっくりにしたり、椅子に深く腰掛け「じっくり聴くつもりがあるよ」という姿勢を示すだけでも違います。ゆっくりうなずき、あいづちを頻繁に入れないなど、その空間だけ周りより少しゆっくり時間が流れているような雰囲気をつくるような感覚で応対してみてください。

5　笑顔

先に述べたように、私たちは意思疎通において八〇％～九〇％を言葉以外に頼っています。赤ちゃんを抱いていて、赤ちゃんが自分の腕の中で笑っているか、不安そうな顔をしているか、泣いているかが気になった経験はありませんか？　赤ちゃんとは、言葉によるコミュニケーションはまだできないので、私たちは表情から意思を読み取ろうとします。赤ちゃんが笑っていると、「この赤ちゃんは私の腕の中で安心なんだ」と相手が笑顔でいることを知ることで自分が安心しますよね。反対に、赤ちゃんが苦虫を潰したような顔を始めた途端にこちらも不安になって、慌ててお母さんに赤ちゃんを返したりしますよね。

山道で人とすれ違うときに、相手に笑顔で会釈されると相手が全く知らない人でも安心し、親近感までわくことがありますよね。笑顔には、相手を安心させる不思議な力があります。

声を出して笑う必要も口を開けて大きな笑顔をつくる必要もありません。実際に笑わなくても口角を軽くあげるだけで、相手には安定しているように映り安心を与えることができます。口角を少し上げるだけで、声のトーンを調節することもでき、緊張しすぎることもリラックスしすぎることもない表情をつくることができるのです。そして、口角をあげるだけで脳の働きが活発になるとも言われています。顔の表情と脳には、意外に単純で密接な関係があるのです。

笑顔で対応することで、「歓迎（welcome）ですよ」というメッセージを伝えられます。相手も、「迷惑じゃないんだ」と感じ、「安心」につなげることができるのです。

6　距離感

ここでいう距離感とは物理的な距離感です。自分と相手との距離は、近すぎても遠すぎても相手に余計な詮索《せんさく》をさせるリスクを伴います。相手が自分が思っていたよりも近くに寄ってきた時に「この人は馴れ馴れしい人だなぁ」と、自分の世界にずけずけと踏み入られるような不安を感じたことはありませんか。

反対に、遠すぎると「この人は、自分が苦手なのかなぁ」「自分に興味がないんだ」と感じてしまうことがあるかもしれません。私の近すぎず遠すぎずの距離感の目安は、前かがみになって自分の手を伸ばして相手にちょうど届くか届かないかくらいの距離です。

さらに、話の途中で相手に少し近づいたりして距離に変化を出すことで、自分が話のどの部分に興味を引かれたのか、重要に感じたのかを言葉を使わずとも示すこともできます。話し手も相手が距離を縮めてきたら、「自分の話のこの部分に関心を示している」と察知し、促されなくてもその部分をより詳しく話そうと試みたり、そこに焦点をあてて話そうとする傾向があります。よくテレビドラマなどで、重要な話をしているシーンで体を前かがみにして、一瞬相手との距離を縮める刑事や弁護士や医者の姿を見たことはありませんか。

相手が話しやすい距離、そして相手がもっと話したくなる距離をつくることで、安心感を演出することができるのです。

7 守秘

カウンセリングの世界では、クライアントの情報や話の内容について守秘義務がありま す。カウンセリングを始める前に守秘義務について説明することでクライアントに安心感を与えます。

「守秘義務」があるわけではありませんが、「守秘」のコンセプトは日常の人間関係でも重要な要素です。仲良しグループで、グループのひとりにだけ話したことが、次にグループで会ったときにグループの他の人たち全員に知られていたという経験はありませんか？そんなとき、どんなに仲良しのグループだったとしても、「こんなに早く自分の話したことが伝わっているんだ」とびっくりしたり、ちょっと怖ささえ感じます。

「この人に話しても自分の許可なく他の人に話さない」と思えた方が安心して話せますよ

ね。守秘に関しては、「あなたから聞いた話は他で話したりしないわ」と言葉に出して言うよりも、実際にそうした行為をしないことで周りが「この人は余計な話をしない人」という印象をつくっていくことの方が大事でしょう。他の人に話す必要があれば、まず本人の許可を得て、自分が他の人にどのように伝えるつもりかを明確にすることで、相手に安全感を与えることが大切です。

8　迅速さ

ここで言う「迅速さ」とは、確かに早く対応できればそれがベストですが、どうしても早く対応できないときもありますよね。そういうときの「迅速さ」です。

たとえば、問い合わせ電話ですぐに答えが見つかれば、相手を待たせることも、不快に思わせることも避けることができます。しかし、調べてからでなければ回答できない場合は、相手を待たせてしまうことがあるかもしれません。そういうときに調べて回答が見つかるまでひたすら相手を待たせるか、それとも「ちょっと待たせすぎかな」と思った時点で一度電話に出て「もう少し時間がかかりそうなのですが、このまま待たれますか、それともこちらからおかけ直ししましょうか」と伝えるかでは、相手に与える不安の大きさは違います。

待たされている相手は、あまり長い時間放置されると「自分の電話のことを忘れてしまったのかなぁ？」「そんなに大変なことを訊いてしまったのかしら」と、待たされている理由がわからないので不安になります。自分だったらどれくらい待てますか？一度、ただ受話器を持って待つふりをしてみましょう。どれくらいの長さ何も聞こえない受話器を持って退屈せずにいられるか試してみると、簡単に人を待たせることができなくなるかもしれません。

何か成果や結果が出ていなくても、一度状況報告を入れることで相手が状況を理解し安心できるのです。早く対処する迅速さも大切ですが、こうした間を埋める迅速さも「安心感」をつくり信頼関係につなげる上で重要です。電話ではなくても、自分が相手を「少し待たせているなぁ」と頭をよぎった時点で一度クッションを入れるというのもひとつの目安になります。

9 マジックワード「一緒に」「ありがとう」

特にカウンセリングに訪れる人の中には、「孤独感」を感じている人は少なくありません。「自分ひとりでこの問題と向き合わなければいけないのか」と思うことは、不安感や恐怖感を引き起こします。カウンセリングを通してクライアントの問題を私が解決することはほとんどありません。回答を見つけるのはクライアント本人です。しかし、プロセスを「一緒に」考えたり、歩んだり、取り組むことはできます。この「一緒に」という言葉は、相手を「孤独感」から解放し、肩の力を抜くマジックワードなのです。

それまでしっかりした口調で理路整然と話していた人が、私が最後に「これから一緒に取り組んでいきましょう」と声をかけた途端に涙を流すことは、珍しくありません。特に何かが解決したわけではないのですが、「もう自分ひとりではない」と感じた途端に安心して涙が出るのかもしれません。

職場や友人との関係で自分が相談される立場に立ったとき、そのときとっさにいい言葉や答えが見つからなかったら、「一緒に考えましょう」と伝えるだけでも信頼関係を築くきっかけになります。

たとえば、職場で上司の目の敵にされている同僚がいて、その同僚をかばうようなことを言ったり、その同僚と親しそうにしていると、今度は自分が上司の攻撃のターゲットにされるかもしれません。そのことが不安で、同僚に対して何もすることができないときもあります。そんなとき、上司の目の届かないところで、「一緒にご飯を食べに行こう」「一緒にやるよ」と声をかけるだけでも、その同僚の職場の居心地は随分違います。「ひとりではない」と思えることは、何よりも力になるのです。

もうひとつのマジックワードは、「ありがとう」です。

私はクライアントから電話なりメールなりをもらうと必ず「ありがとう」と伝えます。それが、予約の確認などただの連絡事項だったとしてもです。なぜなら、「ありがとう」の一言が、「いつでも歓迎ですよ」というメッセージになり、クライアントが「いつでもドアが開かれている」「自分はお荷物になっていない」と安心感を得られるからです。

また、かなり感情的に電話をしてきた相手に対しても、最後に「今日は電話をしていただきありがとうございました」と伝えます。すると、途端に相手の雰囲気が和やかになり、さっきまで怒りの感情を露《あら》わにしていたのに「電話してよかったです」と言って電話を切るケースは少なくありません。「ありがとう」の一言が、何十、何百の言葉の変わりになることがあるのです。

10　決めつけない（non-judgmental な）姿勢

人に決め付けられて（ジャッジされて）気持ちがいい人はどれくらいいるでしょうか？ non-judgmental とは、決めつけたり、判断したり、批判したり、非難したりしない姿勢のことです。人に自分がどう見られているか、人は自分をどう評価するか、という考えが、不安につながっている人は少なくありません。non-judgmental な姿勢については、信頼関係を築くために、非常に重要な要素なので、次項で詳しく話すことにします。

相手に安心を与えることで、より多くの情報を引き出すことができ、相手が本当に伝えたいことを発信しやすくなります。結果、意思の疎通につながり、コミュニケーションが円滑に豊かになります。信頼関係はもとより、関係構築には、「安心感」「安全感」が欠かせません。

安心感・安全感を与える方法は他にもたくさんあります。まずは、すぐにできる方法から試してみてはどうでしょうか。実際に行動に移した結果、期待する効果を得られると、人はその行動を繰り返す傾向があります。それが、意識が行動を変えるプロセスです。ひとつひとつできるところから始めてみましょう。

決めつけない（non-judgmental な）姿勢

non-judgmental とは、「判断しない、決め付けない、断定的でない、批判的でない」という意味です。次にあげる内容について、あなたは、「決めつけている（judgmental）」または「決めつけていない（non-judgmental）」どちらだと思いますか?

1 あなたの会社の労働条件はひどいわね。
2 あなたの夫はとても優しくて気が利く人ね。
3 あなたは接客業に向いていないわね。
4 あなたの出身地は素敵なところよね。
5 あなたはとてもしっかりしているわね。

人と信頼関係を築くプロセスでも、決めつけない姿勢はとても重要な要素です。カウンセラーは初対面の人たちと接するとき、この決めつけないスキルをうまく活用して、信頼関係を築いているといっても過言ではないでしょう。そして、この姿勢はプライベートや職場の人間関係にも役立てることができます。

たとえば、自分の会社の方針に頭にきて、自分の会社の悪口を友人に言ったところ友人から「そんなひどい会社でよく働けるね～。私なら絶対無理！」と言われ、カチンときたことはありませんか？　自分が最近美容院で新しいヘアスタイルにして、「ちょっと失敗しちゃったなぁ」と思っていて、恋人に「このヘアスタイルちょっと変じゃない？」と訊いたら、「確かにあんまり似合わないね」と言われてしまい「そんな言い方ない！」と噛《か》みついた経験はありませんか？

自分で認識していても、他から自分に関することで決めつけられて不快に感じることは少なくありません。特にネガティブな要素になればなるほど、自分以外の人から決めつけられると不安や怒りになり、抵抗や反発を誘発することがあります。また、決めつけ(judge)の対象がポジティブでもネガティブでもない場合も、自分に関することで評価、判断されることに抵抗を感じる人は多いのではないでしょうか。

たとえば、私が夜遅くまで事務所で働いていたときのことです。偶然事務所に立ち寄った人が「高山さんは、いつもこんなに遅くまで働いているの？」と驚いていると横からもう一人の人が、「髙山さんは『夜型』だから」と間髪いれず言い放ったことがありました。「夜型」という言葉はネガティブともポジティブとも明確に言える言葉ではありません。しかし、私は夜遅くまで働いていることについて、単に「夜型」の一言で片付けられたことに不快感を感じ、帰り道そのことが頭からなかなか離れなかったことがありました。そのときに思っていたことはこうです。確かに、カウンセリングの開始時間が午後からのことが多く、予約が多いときなど終電で帰宅することは少なくありません。しかし、それは私が夜働くことが好きだから夜遅くまで働いているのではなく、私もできるだけ早く帰り、家族と夕飯を一緒に食べたいと思って仕事をしています。その日の私がどれくらいのカウンセリングセッションをこなし、その後どれくらいの残務処理や事務処理を行っていたかも知らない人に「夜型」と勝手に決めつけられた（ジャッジされた）と感じ、決して批判されたわけではないのですが、そのことに強い抵抗を感じたのです。

私に関することを私ではない人に決めつけられた（ジャッジされた）不快感は、「この人は私のことをそんな風に見ているんだ」という不信や不安につながることもあります。どんなに自分が認めていることであっても、人から決めつけられると不快感や抵抗、反発心、不安、不信になることがよくあります。

こうした決めつけ（ジャッジ）に対する心理は、それがポジティブなものでも起こります。自分が困っていて誰かに相談したら、「あなたは強いから」と言われて悲しくなったり孤独感を味わったりしたことはありませんか？こうしたシチュエーションでは、「強い」とか「しっかりしている」という言葉は、言った側はポジティブな意味で伝えていることが多いのですが、言われた側は「やっぱり私がもっと頑張らなければいけないのか」「助けてもらえないのか」「私だって誰かを頼りたいときがあるのに」「私は決して強いわけではないのに」と感じることもあります。

そして、決めつけは、その人自身に関することだけでなく、その人の周りの人や物や事象に関することであっても相手に不安を与えてしまうことがあります。たとえば、私のクライアントが職場でのいじめについて「お前が甘い。会社はそういうもんだ」と親に言われてしまうと話したとします。私が「あなたのご両親はあなたの大変さを理解してくれていないのね」と、共感を示すつもりで言ってしまうと、クライアントによっては、「今は親のことを評価、判断しているけれど、この人はいずれ自分のことも評価、判断するようになるのでは」と不安になることがあります。また、出身地を聞いて、何気なく「とてもいい所ですよね」と伝えることも決めつけと言えます。その土地で辛い経験をしたなど、必ずしもクライアントにとって「いい所」とは限らないからです。

ポジティブでもネガティブでも、その人自身のことでもその人の周辺のことでも、決めつけ（ジャッジ）であることは同じです。したがって、最初に挙げた五つの例は、すべて「決めつけている（judgmental）」が正解です。

こちらがjudgmentalな姿勢（判断や決めつけを示す言動）を示すと「この人はジャッジする人だ」と相手は警戒し、不安から信頼関係を築くことを難しくしたり妨げたりしてしまうことがあります。信頼関係を築く鍵が「安心感」「安全感」である以上、決めつけない（non-judgmentalな）姿勢が人間関係をスムーズにするといえるでしょう。

その人のことも、その人の周りのことも、その人本人が誰よりも情報を持っていて、よく知っています。それなのに本人以外の人がその人に関することを評価、判断すると「私と同じ経験をしたわけでもないのに、どうしてこの人にそんなことを言われなくてはいけないの」と感じてしまうことは当然かもしれません。

私たちは裁判官（ジャッジ）ではありません。裁判官を前に安心して話ができる人は少ないでしょう。特に職場は、自分がどう評価されているのか気になる環境でもあり、評価、判断されることに敏感になりやすい条件がそろっています。だからこそ、決めつけない姿勢が安心を与え人間関係をより円滑にするのです。

私が決めつけない姿勢について話をするとよく訊かれる質問があります。それは、「では、相手に自分の意見や考えを伝えたい時はどうしたらいいのですか？」という質問です。

それには、いくつかのポイントがあります。

1　相手に同調する場合は、相手がどう考え、どう感じているかを言い切ってから、自分も同じように考え、感じていることを伝える。

2　自分の意見を伝えてから、本人に「(私は〜と感じたけれど、)あなたはどう思う?」と投げ返す。

3　「もし私が間違っていたらそう言ってくださいね」と言ってから伝える。

これら三つの方法を使うと評価、判断している内容も比較的相手が受け止めやすくなります。1については、「私の会社はおかしいと思う」と本人がしっかり言い切ってからであれば、「そうね。私もあなたの話を聞いていて、私だったら働き続けられるか分からないと思った」と伝えたとしても、本人が「おかしい」とはっきり判断した後なので、勝手に決めつけられたと感じることは少なくなります。

ただし、前述の「このヘアスタイルちょっと変じゃない〜?」というケースは、一見本人が言い切っているように思うのですが、実は相手に判断を委《ゆだ》ねる投げかけ方なので、要注意です。このような場合は、「(あなたは、)今のヘアスタイルは変だと思っているの?」

と質問で返し、「いまいち気に入らないんだよねぇ」などと本人にしっかり自分の意見を言い切ってもらうことが重要です。質問に質問で返すことで相手が言い切るチャンスをつくり、こちらが判断、評価しないことで、自分に降りかかってくるリスクを極力少なくすることができます。

2については、自分の意見や考えを言った後に「あなたはどう思う?」「あなたはどう感じる?」と、質問で終わらせることで、相手に「私の意見はこうだけど、あなたの意見を聞きたい」という姿勢を表すことができます。相手は「あなたはどう思う?」と訊かれることで、自分を尊重してもらえる可能性があることに安心し、たとえ、相手が自分のことを評価、判断している表現であっても、受け止めやすくなります。

3は、相手に「間違っていたら『間違っている』と言っていいですよ」と事前に伝えることで、異なる意見を言ってもいいことを明示し、相手に安心感を与えます。また、相手に自分の意見を受け止める心の準備をさせることもできます。先ほどのクライアントの例を使うと、「間違っていたらそう言ってくださいね。あなたのご両親があなたの職場の状況について理解を示してくれないことが辛いということですか?」と言うことで決めつけの表現を抑えることができます。

信頼関係を築くプロセスでは、なるべく決めつけない(non-judgmental な)姿勢を意識し、自分の意見や考えを伝える必要がある場合には、決めつけや評価といったニュアンスを極力抑えることで相手に安心感を与えることができます。「決めつける言い方になってしまったなぁ」と思ったときは、すかさず「あなたはどう？」と質問を付け加えてみるとよいでしょう。

「沈黙」してしまったときは…

あなたは人とコミュニケーションをしている最中に沈黙があると不安になりますか？人と話をしていてお互いに沈黙してしまう瞬間が、どこか居心地が悪かったり、不安に感じたり、苦手だという人は少なくありません。沈黙があると不安になる人にはぜひ、次のことを実行してみてほしいと思います。自分が聞き手のときに沈黙が起きたら頭の中で「やった！」と叫んでみるのです。なぜなら聞き手にとって沈黙は味方だからです。

私の経験から沈黙に耐えられるおおよその目安は、対面で四〇秒、電話で一五秒程度です。これ以上長く沈黙が続くと誰かが沈黙を破ろうとする傾向があります。実は、聞き手が沈黙に対して「どうしよう？」と思う以上に話し手は「何か言わなくては」と感じていることが多いのです。

「話し手」と「聞き手」どちらがより「沈黙」にプレッシャーを感じるかというと、「話し手」です。なぜなら、「話し手」は話すことが役割であり、「聞き手」は聴くこと＝話さないこと＝黙って聴くことが役割だからです。聞き手にとって「沈黙」は、役割の一部なのです。

「沈黙」が起きたとき、自分が聞き手であれば、できるだけ相手（話し手）に沈黙を破らせることが重要です。それは、沈黙が相手に話そうと思わせる適度なプレッシャーになるからです。聞き手は、沈黙を恐れるあまり「自分が何か間違ったことを言ってしまったのか」と不安になりますが、他のトピックに移ったりせずに待ってみましょう。話し手の方が「沈黙」に対してよりプレッシャーを感じるのであれば、聞き手はひたすら相手が沈黙を破るのを待てばいいのです。

前述の通り、相手が黙ってしまうと「どうしよう？」「何を言おう？」と焦ってしまう人は、沈黙が起きたら頭の中で「やった！」と叫ぶのです。それだけで、随分落ち着き、待つことが怖くなくなります。

話し手は、自分が話す役割である以上、なんとか沈黙を破るために話をしようとします。そして、「沈黙」は相手が考えている時間でもあります。自分の考えを整理したり、相手が理解しやすいように話す順序を考えたり、自分が表現したい言葉を探していたり、何か別のことを思い出していたりします。だからこそ、聞き手はその大切な時間を邪魔せず待つことが大切なのです。

聞き手が沈黙に耐えられずにどんどん質問を重ねると、まるで詰問や尋問のようになってしまうことさえあります。相手に沈黙を破らせるように何も言わずに待つ方が、相手にとってはやわらかなプレッシャーですし、信頼関係を壊すリスクも低いと言えます。

沈黙の間、聞き手が注意しなければいけないことは、アイコンタクトです。相手が目を合わせないようにしていたとしても、沈黙の間こちらが他に目を向けていると、相手は「自分の話に興味がないのか?」「黙ってしまったのであきれているのか?」と不安になります。沈黙の間のアイコンタクトは、「沈黙によってあなたを判断しませんよ」「私はあなたの話をあなたのペースで聞きますよ」というメッセージにもなります。

もし相手が長い時間黙っている場合は、もしかしたらまだ話すには心の準備が十分ではないのかもしれません。そのような時は、「今でなくても、いつでもまた話したいと思ったときに話してくれればいいですよ」と「今話さなくてもいい」という選択肢を提示してもよいでしょう。

沈黙はあなたの味方であり、沈黙を味方にすることで相手のペースで話を聞き、信頼関係を築くのに役立てることができるのです。

話を弾ませるために

決めつけない姿勢が相手に安心を与え、信頼関係を築くキーであるとお話しましたが、話を「聴く」というプロセスで、もうひとつ重要なことは「質問」です。カウンセラーは、「聞き上手」と思っている人は多いですが、「聞き上手」ということは「質問上手」になるということです。

人と話をしていて、気の利いたことが言えない、相手の言っていることをよく理解できない、上手に共感を示すことができない、話しながら問題を整理するのが難しい、と感じている人はいませんか。カウンセラーも決して気の利いたことをクライアントに言っているわけではありません。少ない情報で相手の話を一〇〇％理解することはカウンセラーでもできません。共感を示すために言葉を並べても信頼関係を築くのは難しいですし、カウンセラーがクライアントの代わりに問題を整理しているわけでもありません。カウンセラーがカウンセリングのプロセスで主に行っていることは、「聴いて質問して、聴いて質問して」を繰り返すことです。

多くの場合、「聴いて質問して、聴いて質問して」を繰り返すだけで、気の利いたことを言わなくても「話を聴いてもらえている」と相手は感じます。質問することでより多くの情報を引き出すことができます。「聴いて質問をする」だけなので、相手を判断したり、否定したり、こちらの価値観を押し付けることも少ないため不快感を与えるリスクも低くなります。また話し手も、質問される中で問題を整理しやすくなり、質問に答えるうちに新しい思考回路が生まれるため、聞き手が率先して「整理しよう」「解決しよう」としなくても、話し手が楽になることがよくあります。

「質問上手になる」と言うのは簡単ですが、実際にどのような質問をしたらいいのかが問題です。質問形式を大きく二つに分けると、ひとつは、イエスかノー、または年齢や性別など限定された回答を求める「選択回答式質問」です。もうひとつは、相手に表現する自由（幅）を与える「自由回答式質問」です。

「この企画は問題がないと思いますか？」と選択回答式質問で訊くと、回答する側は問題が「ある」か「ない」かを選択することになります。「この企画についてどう思いますか？」と自由応答式質問で訊くと、「大きな問題ではないかもしれませんが、この部分に不安が残ります」などと、相手がより詳細で具体的な回答をする機会を与えることができます。「質問上手になる」とは、後者の自由回答式質問を使い、質問する回数を少なくして相手により多く話をさせることです。

参考までに私がよく使う自由回答式質問をいくつか紹介します。

・もう少し詳しくお話ししていただけますか？
・もう少し具体的に～の部分を聞いてもいいですか？
・たとえば、具体的な例などありますか？
・～について、どのように感じていますか（考えていますか）？
・理由が何か説明していただいてもいいですか？
・～ということは、あなたにとってどういう意味なのでしょうか？
・そのことをどのようにあなたの中で解釈されたのですか？
・そのことがどのように繋がって（関係して）いるのでしょうか？
・そのことがどのように影響しているとお考えですか？
・あなたがおっしゃっていることをきちんと理解したいので、もう少し詳しくお話しいただけますか？
・あなたは「今」どうしたいと考えていますか？

・他にどんな選択肢をお考えですか？
・あなたにとって今一番優先したいことは何ですか？
・今お話していただいた中で一番気になっていることはなんですか？
・お話を伺っていて、～ということなのかなぁと思ったのですが、どうですか？
・一緒に取り組んでいきたいと思っていますが、まず何から取り組みたいですか？
・特に不安に感じていることがありますか？
・何か他にお話ししておきたいことはありますか？

相手の話を聞いて、「そんなんじゃダメだ！」「全然分かってない！」と言う前に、「もう少し詳しく説明してもらってもいいかな？」「具体的にどういうことなのでしょうか？」と質問することで、一〇〇％間違っていないことが分かることもあります。また、一〇〇％間違っていたにしても、間違いの原因がどこにあるかを知ることができます。相手も頭ごなしに「ダメ」と言われたのではなく、自分の意見を聞いてくれたと感じ、尊重されたと思えるので、説明をした後「間違っている」と指摘されても、否定的な意見を受け止めやすくなります。

自由回答式質問において注意したいことは、「なぜ？」「どうして？」（英語の〝why〟にあたる言葉）という言葉をできるだけ避けることです。「なぜ？」「どうして？」という言葉は、自分が意図していなくても相手を非難したり、批判したり、詰問しているように聞こえます。「なぜ？」の代わりに「『何が理由か』教えてもらってもいいですか？」、「どうして？」の代わりに「『何が原因か』説明していただけますか？」など、「何が」（英語の〝what〟にあたる言葉）を使うと表現がやわらかくなります。

もうひとつ気をつけたいことは、「質問上手」になることを意識しすぎて、質問ばかりしてしまい、「聴いて質問して」の「聴いて」というプロセスが疎《おろそ》かになり、尋問のようになってしまうことです。「聴いて質問して」の「聴いて」というプロセスが相手に安心感を与えるので、「聴く」プロセスに十分時間をかけて「質問する」ことが重要です。

まずは、例にあげた質問をひとつでも使ってみることから始めてみませんか。どれかひとつ使ってみて相手からいつもと違ったポジティブな反応が返ってくると、意識的にまた使ってみようと思うようになり、そのうち自然に使えるようになっていきます。意識が行動に移っていくプロセスでは、数回の成功体験があればいいのです。自由回答式質問を使うようになっただけで、「あの人と話すと話が弾む」と言われるようになるかもしれません。

肯定的な話し方のコツ

これまでは主に「聴く」という「受信」作業について、いかに相手に安心感を与え信頼関係を築くかについてお話してきましたが、ここでは、「肯定的な話し方」という「発信」作業について考えます。

「肯定的な話し方」とは、もう少しわかりやすく説明すると、「相手が耳を傾けやすくなる話し方」または「相手が受け止めやすくなる話し方」です。例えば、上司や先輩、後輩、家族や友人に伝えたいけれどうまく伝えられない、または伝えてみたけれど相手が受け止めてくれなかった、伝えたいけれど伝え方がわからないということはありませんか。

こちらが伝えにくい、またはうまく伝えられないことであるということは、相手も耳を塞《ふさ》ぎたくなるような内容かもしれません。例えば、相手の間違いを指摘するときや、伝えたら相手が傷ついたり、または不快に感じたりするかもしれないことなど、相手の反応を考えると伝えにくいことでも発信しなければならない場合は誰にでもあるでしょう。

伝えなければ意思の疎通が図れず、何かが起きてから伝えることになると、「どうしてもっと早く言ってくれなかったの！」と言われてしまうこともあります。もしくは伝えられない自分を責めたり、伝え方が下手だったと後悔することも少なくありません。

伝え方について自分が最大限の努力をしたけれど、相手と意思の疎通を図れなかった場合は、後は受け止めることができなかった相手の問題と割り切りやすくなります。結果、「うまく伝えることができなかった」と自分を責める材料を減らすことにもつながります。したがって、意思の疎通が上手く図れなかったことで自尊感情を低下させることも少なくなります。

こちらが伝えたいことを相手が受け止めやすくする話し方のコツには、大きく四つあります。

1　意思の疎通の妨害になる言葉を極力避ける
2　相手の気持ちを受け止める
3　問題と個人を分ける
4　アイ・メッセージ

これら四つのポイントをクリアするだけで、相手が耳を塞《ふさ》ぎたくなるような内容も、ずいぶん耳を傾けやすく（受け止めやすく）なります。

1　意思の疎通の妨害になる言葉を極力避ける

カウンセラーがクライアントと言葉を交わすとき、意識する要素のひとつは、言葉の選択と言い回しです。言葉の選択をちょっと間違えただけで信頼関係にヒビが入ってしまうことがあります。特にネガティブな言い回しでなかったとしても、言い回しによって相手に及ぼす影響はさまざまです。こうした言葉や言い回しの影響力を知っておくことは、カウンセラーとクライアントという関係に限らず普段のコミュニケーションでも役立てられる知識でもあります。

ここでは、意思疎通の弊害になる言葉について取り上げてみましょう。

次の例文の中で耳にひっかかる言葉、または反発心を引き起こしたり、感情をエスカレートさせてしまう言葉を選んでみてください。

例文

「また靴を脱ぎっぱなしにして。いつもこうなんだから。一回注意して直ったことなんて一度もないじゃない。そうやって常にだらしないから、学校でも職場でも怒られてばかりで、信用されないのよ。あなたみたいな性格じゃ、そのうちみんな相手にしてくれなくなっちゃうわよ。注意すればすぐにむくれるし、目つきも悪いしね。今の職場でも周りの人が絶対に迷惑してるわよ。これで解雇でもされたら、二度と正社員の仕事なんて見つからないわよ。そんなんじゃ、会社から見放されても当然だけどね」

右の例文の中で、使うと意思の疎通の妨げになる言葉は、「すべて」と言いたくなりますが、大きく次の三つに分類されます。

①　反発心を引き起こす言葉……「いつも」「一度も～ない」「常に」
②　相手の感情をエスカレートさせる言葉……「みんな」「絶対に」「二度と」「当然」
③　相手を傷つけるだけで指摘しても仕方がない言葉……「目つきも悪い」

①の「いつも」「常に」という言葉は、勝手な決めつけであり、人間性全体を否定する言葉であるため、反発や抵抗を引き起こします。たとえば、子どもの頃、親に「いつも靴をぬぎっぱなしで」と注意され、「『いつも』じゃないよ」と言い返した経験はありませんか。

このように全体を否定する言葉を使うと、本来「靴をぬぎっぱなしにして、下駄箱にしまわない」ことが問題であったはずなのに、言われた相手は「いつも」という言葉に囚《とら》われてしまい、「いつもか、いつもではないか」に問題の焦点がずれてしまいます。そのため、本当に伝えたいことが伝わり難くなってしまうのです。

②の「みんな」「絶対に」「二度と」という言葉は、非現実的で不必要に強調する表現であるために、相手の感情を逆撫でし、エスカレートさせてしまいます。「もうあなたとは二度と会わない」と言って三日後にばったり遭ってしまうこともあります。「絶対に」や「二度と」という言葉は非現実的な表現であり、言った方は相手に印象づけようと思い、不必要に強調するあまり、相手は耳を傾けるどころか、反発心から耳を塞《ふさ》いでしまうことがあります。

③は、身体的なことです。本人の努力では変えることが難しく、指摘しても相手を傷つけるだけで建設的な解決に結びつきにくい事柄です。「言っても仕方のないこと」を言う目的は何かが問題です。

①、②、③のような言葉や表現は、強調することで相手に印象づけようとつい使ってしまいがちですが、こういった「不必要な」強調は、相手の意識を「不必要な」方向に引っ張る作用があるため逆効果ともいえます。これらの言葉を普段から使わないように意識し

始めてみてもいいでしょう。

次に注意したいのは、相手の抵抗や反発を誘発してしまう言い回しです。次に示された七つの言い回しについて、どのような意図や作用があるかが（　）の中に記されています。

①「必ず～しなさい」「絶対に～すべき」「～しなければならない」（命令、強調）
②「あなたは～すべきだった」「～するのがあなたの責任でしょう」（訓戒、説教）
③「一言忠告するとね」「～した方がいいんじゃない」「～してみたら」（アドバイス）
④「問題はね……」「あなたがなぜ間違っているかというと……」（論理的な説得、論争）
⑤「あなたの側にも問題があるんじゃない」「あなたの努力が足りないからじゃない」（批判、非難）
⑥「そんなに心配することないわよ」「元気出して」「大丈夫、きっとなんとかなる」（同調、慰め）
⑦「何かもっと楽しいことを話しましょう」「世の中の矛盾を全部自分で解決すれば」（話を変える、あてこすり）

①「必ず〜しなさい」「絶対に〜すべき」「〜しなければならない」といった言い回しは、命令や強調に聞こえます。こうした言い回しを使うと、どんなに相手のことを思って発した言葉であっても、相手は命令され何をすべきかを押しつけられているような恐怖感を感じることがあります。そして、前述の「意思の疎通の弊害になる言葉」である「必ず」「絶対」といった言葉で不必要に強調することによって、場合によっては強い抵抗を引き起こしてしまうこともあります。

②「あなたは〜すべきだった」「〜するのがあなたの責任でしょう」という表現は、相手に義務感を押しつける訓戒や説教のように聞こえ、強いプレッシャーになることがあります。そして、「そうしなかった」自分に対する自責の念を引き起こすため、相手は耳を塞《ふさ》ぎたくなります。

③「一言忠告するとね」「〜した方がいいんじゃない」「〜してみたら」は、アドバイスです。アドバイスは、相手のことを思ってすることが多いのですが、実はアドバイスには、相手が耳を塞《ふさ》ぎたくなる、または抵抗を引き起こしてしまう大きな落とし穴があります。アドバイスをする方は、相手の問題を解決してあげたいと思ってアドバイスするのですが、アドバイスをされた方は、自分がしなかった、またはできなかったことを指摘されるため、

それが自分への批判や非難に聞こえることがあります。そのため、好意からのアドバイスでも、相手の抵抗を引き起こしてしまいます。

④「問題はね……」「あなたがなぜ間違っているかというと……」といった物言いは、論理的な説得ではあるのですが、相手に劣等感や無力感を感じさせることがあります。たとえそれが正論だったとしても、相手は逃げ場を失う恐怖から防御的姿勢を強くしたり、劣等感や無力感を感じないために反論しようとします。論理でかなわないときに対抗手段として使われるのが、感情です。論理的に追いつめられた相手は、感情的な発言で正論に立ち向かうため、感情がエスカレートしやすくなり、互いに相手を説き伏せようとするため、論争に発展する傾向があります。

⑤「あなたの側にも問題があるんじゃない」「あなたの努力が足りないからじゃない」は、相手を批判、非難する言い回しです。批判や非難された相手は、自分を無能力でダメな人間と判断されたと感じ、会話は断絶します。自分を否定し理解を示さない相手と会話を続けたいとは思わないでしょう。

⑥「そんなに心配することないわよ」「元気出して」「大丈夫、きっとなんとかなる」といった言葉は、相手を安心させようとする同調や慰めです。言っている方は、相手の不安を少しでも軽減しようと思ってこうした言葉をかけますが、言われている方は、自分の気

持ちや感じていることを矮小化《わいしょうか》されたように感じ、自分のことを本当に理解してもらえていないと思うことがあります。そのため「どうせ他人事だからそんなことが言えるんでしょう」と敵対心を引き起こしてしまうこともあります。

⑦「何かもっと楽しいことを話しましょう」「世の中の矛盾を全部自分で解決すれば」は、難しい問題への対処を回避するために話を変えたり、あてこすりをする言い回しです。相手は、「この人は自分の話を聴く気がない」と感じ、自分を理解しようとしない相手に話しても仕方がないと、心を閉ざし離れていきます。

例に挙げた言い回しほど強い表現ではなくても、それに似た言い回しを普段使っていませんか。上記の言い回しは、相手を思って発せられていることが多く、言っている方は、「正しいことを言っている」「自分はいいことをしている」と思って発しています。しかし、こうした言い回しはときに、相手の抵抗や反発、場合によっては敵対心さえ引き起こしてしまい意思の疎通を難しくしてしまうのです。

意思の疎通が難しい、コミュニケーションがとりにくいと感じている相手には、こうした意思の疎通の妨げになる言葉や言い回しは極力使わないように意識することが重要です。

２　気持ちを受け止める

相手の話に耳を傾け、理解を示すことは、必ずしも「同意・賛成」＝「行動を受け入れる」ことではありません。相手の気持ちを「受け止める」ことと、相手の意のままに行動する「受け入れる」ことには、大きな違いがあります。「受け止める」ことと「受け入れる」ことを混同してしまうと相手の話を聴くのが難しくなってしまうどころか、特に考え方に相違がある場合、抵抗や反発が生まれます。

「気持ちを受け止める」とは、相手の話をただ聴くことだったり、相手の話の内容を理解する姿勢を示したり、相手の言いたいことを理解したと伝えることです。「気持ちを受け入れる」とは、相手に同意したり、自分の意思に関わらず相手の意のままに行動することです。「受け止める」ことと「受け入れる」ことを混同しなければ、私たちは、相手の気持ちを「受け止める」ことに留め、行動を「受け入れない」という選択肢を持つこともできます。言い換えれば、相手に自分の意思や意見を伝えたいときに、相手の「気持ちを受け止める」作業を入れることで相手に安心を与え、自分の話に耳を傾けさせるチャンスをつくることができるのです。

これをもう少しわかりやすく論理的に説明しましょう。コミュニケーションには、以下のように葛藤をめぐる四つのパターンがあります。

パターン1　相手の気持ちを「受け止め」、行動も「受け入れる」
パターン2　相手の気持ちを「受け止めない」で、行動も「受け入れない」
パターン3　相手の気持ちを「受け止めない」で、行動は「受け入れる」
パターン4　相手の気持ちを「受け止め」、行動は「受け入れない」

たとえば、上司Aが部下Bに終業時間十分前になって翌日の午後一のミーティングで使う資料作成を依頼したとします。全ての資料をコピーしてセットするのに一時間半から二時間はかかりそうな作業です。ところが部下Bは、この日五年ぶりに会う友人と夕食を食べる約束をしていて、すでに人気のレストランを六時半に予約済みです。できれば今日は残業をせずに六時に退社し、依頼された資料づくりを明日の午前中にまわしたいと考えています。

パターン1　相手の気持ちを「受け止め」、行動も「受け入れる」
上司A「Bさん、悪いんだけど、この資料を明日の午後一の大事なミーティングで使いたいから、急ぎコピーして、人数分セットしてくれ。ぎりぎりになってすまないが、急いでいるからよろしく」

部下B「明日の午後一のミーティングに必要で急いでらっしゃるんですね。わかりました。今すぐやります」（上司Aの気持ちを「受け止める」）

部下B　友人との約束をキャンセルして、資料をコピーするため一時間半残業をする。

（行動も「受け入れる」）

▼パターン1の場合、上司Aとの関係上波風を立てずにすみますが、部下Bは自分の意思を伝えられなかったという葛藤が生じます。そのため、部下Bにストレスが発生します。このパターンでは、上司Aと部下Bの間では意思の疎通がなく、上司Aの要求を部下Bが一方的に呑《の》んでいるため、部下Bはコントロールされているような不安と不満を感じ、信頼関係の構築が難しくなります。

パターン2　相手の気持ちを「受け止めない」で、行動も「受け入れない」

上司A「Bさん、悪いんだけど、この資料を明日の午後一の大事なミーティングで使いたいから、急ぎコピーして、人数分セットしてくれ。ぎりぎりになってすまないが、急いでいるからよろしく」

部下B「えぇ〜、そんな就業時間十分前に言われても困ります。今日は、大事な約束があって残業はできないので、すみませんが、他の人に頼んでください」（上司Aの気持ちを「受け止めない」）

部下B　残業せずに、友人との約束のため終業時間に退社する。（行動も「受け入れない」）

▼パターン2では、部下Bは、上司Aの立場に立って理解を示すことも共感を表すこともしないため、上司Aは部下Bに事の重大さを理解されなかったと思うどころか拒絶されたと感じ葛藤が生じます。そのため、このパターンでは上司Aにより大きなストレスがかかります。部下Bが上司Aの依頼を拒絶したため意思の疎通としては、決裂し、信頼関係が崩壊します。

パターン3　相手の気持ちを「受け止めない」で、行動は「受け入れる」

上司A「Bさん、悪いんだけど、この資料を明日の午後一の大事なミーティングで使いたいから、急ぎコピーして、人数分セットしてくれ。ぎりぎりになってすまないが、急いでいるからよろしく」

部下B「え〜、そんな就業時間十分前に言われても困ります。今日は、大事な約束があって残業はできないので、すみませんが、他の人に頼んでください」（上司A

の気持ちを「受け止めない」)

上司Ａ「他の人に頼めないから君に頼んでいるんじゃないか」

部下Ｂ「わかりました」友人との約束をキャンセルして、コピー機のカバーの開け閉めに大きな音を立てながら、顔と態度に不満を露《あら》わにして、作業する。(行動は「受け入れる」)

▼部下Ｂは、上司Ａに対して共感を示すこともなく、嫌々行動を受け入れているため、せっかく部下Ｂが上司Ａの要求に応じていても、上司Ａとしても部下Ｂの不満そうな態度に素直に感謝の気持ちを伝える気にもなれません。結果、両者に葛藤が生じます。意思の疎通としては、互いに反発し合い、不信感を募らせるため信頼関係の再構築が困難になります。このパターンでは、部下Ｂが行動を受け入れているにもかかわらず、互いに大きなストレスを抱えることになります。

パターン４　相手の気持ちを「受け止め」、行動は「受け入れない」

上司Ａ「Ｂさん、悪いんだけど、この資料を明日の午後一の大事なミーティングで使いたいから、急ぎコピーして、人数分セットしてくれ。ぎりぎりになってすまないが、急いでいるからよろしく」

部下Ｂ「明日の午後一のミーティングに必要で急ぎなんですね」（気持ちを「受け止める」）

上司Ａ「そうなんだよ。悪いねぇ～」

部下Ｂ「実は、今日は大事な用事があってできれば残業をしないで帰りたいのですが、明日午後一のミーティングであれば、明日の朝一番に作業すれば十分間に合います。明日の朝ちょっと早目にきて準備するということでもよろしいですか？」

上司Ａ「ミーティングに間に合えばいいから、君に任せるよ。じゃぁ、よろしく」

部下Ｂ　友人との約束のため残業せずに退社する。（行動は「受け入れない」）

▼上司Ａに対し、部下Ｂが共感を示し気持ちを受け止めたことで、上司Ａに安心を与えることができます。上司Ａが部下Ｂの考えに耳を傾けやすい状態をつくっているので、部下Ｂが自分の事情を説明し、他の選択肢を提示しやすくなります。この場合、上司Ａも部下Ｂも互いに伝えたいことを伝え、互いに我慢する要素が少ない分、葛藤も少なく、上司Ａも部下Ｂもストレスを減らすことができます。翌朝部下Ｂが上司Ａから依頼された仕事をきちんとこなせば信頼関係を築くことができます。

このように、相手の気持ちを「受け止める」作業を入れることで、自分の意見や選択肢、または「ノー」を伝えるチャンスをつくることができます。自分が相手の状況や心境を理解していることを示すことは、相手の気持ちを「受け止める」ことであり、「受け入れる」こととはかぎりません。相手に安心感を与え、自分の話に耳を傾けさせるチャンスをつくるひとつの方法として、相手の気持ちを「受け止める」作業を入れると、自分も相手も我慢しないコミュニケーションに結びつけやすくなります。

ただし、常にパターン４の選択肢があるとはかぎりません。特に職場では、上司が部下に業務命令として指示した場合、従うしかないことがあります。行動を受け入れなかったために業務命令違反で始末書を書くことになっては困ります。パターン４の選択肢を持つことができるか、その時々の自分の立ち位置や状況を冷静に判断する必要があります。

３　個人と問題を分ける

相手の話を聴き、生産的・建設的な対話につなげるためには、話し合うときに「個人」と「問題」を分け、「問題」に焦点を当てる意識が必要になります。ここでいう「個人」とは、その人の性格や資質、行動パターンや癖のことです。人の性格や行動パターンは、本人に「変えたい」という意思がなければ、なかなか変えることができません。また、「個人」に焦点を当ててしまうと、相手は自分の人格を否定されたと感じるかもしれません。そのため、「問題」に焦点を置いた方が、相手もこちらの話を聴きやすくなります。

たとえば、私の知り合いに出かけるときの洋服を選ぶことができず、何度も直前に約束をキャンセルする人がいました。その彼女から「昨日の夜から何を着ていこうか迷ってい て、洋服を選んでいるうちに時間がどんどんなくなって、もう約束の時間に間に合わないのでキャンセルしたい」と電話がありました。そのとき私が「優柔不断な人だ」と判断し「洋服なんて何でもいいから、とにかくおいでよ」と彼女の考え方を変えようとしたら、それは「個人」に焦点を置いていることになります。しかし、このケースの問題は、「洋服が選べず、出かけられない」ということです。

そこで私は、体調に問題がないことを彼女に確認し、約束を翌日に変更し、翌日に着てくる洋服から靴、鞄にいたるまで電話で一緒に選ぶことを提案しました。その結果、彼女は翌日約束の時間の十分前に到着し、「選んだ洋服を枕元に置いて寝たので、悩む必要もなく、ぐっすり眠ることができた」と明るく報告してくれました。その後、彼女が洋服を選べず約束をキャンセルすることは一度もありませんでした。

「個人」を変えようと思っても、なかなか変えられません。変えようとすることで、自分も相手もストレスになります。「問題」に着目すると、整理しやすくなり、方法さえ見つかれば解決や対処の可能性が高くなるので、相手も安心します。「個人」は、「コントロールできない」が、「問題」は、「コントロールできる」要素が多いということです。相手の話を聴くときや、その話の中で自分の考えを述べる際、「個人」ではなく、「問題」に着目し一緒に考える姿勢を意識することで、問題解決における相手との意思疎通がよりスムーズになります。

４　アイ・メッセージ

アイ・メッセージの「アイ」には、〝Ｉ〟（私）と〝ｅｙｅ〟（目）の二つの意味があります。前述の「信頼関係を築くために」の中で説明しているように、アイ〝ｅｙｅ〟コンタクトは、自分が本当に伝えたいことがあるときには、その真剣さを伝える上でも大切です。そして、もうひとつの〝Ｉ〟（私）を主語にして話すことで、相手の聞こえ方（受け止めやすさ）が違ってくることが、アイ・メッセージのトリックです。

〝Ｉ〟（私）を主語にして話すアイ・メッセージとは、伝えたいことを「私は～と思う」「私は～と感じる」「私は～と考える」と表現することです。「私」を主語にする表現と私以外のものを主語にする表現（例「あなたは」「他の人は」「一般的には」）とでは、どこがどう違うのでしょうか。

たとえば、次の例で違いを考えてみてください。

例1「いつもあなたは『忙しい忙しい』と言って、話をする時間をつくってくれないじゃない!? 今度私と話す時間を少しでいいからつくってよ」

例2「(私は)いつもあなたが忙しいのはわかっているんだけど、最近あなたと話をする時間が持てていなくて、(私は)少し不安なんです。できれば近いうちに一度話をする時間をつくってもらえると(私は)助かります」

例1は、「あなた」が主語になっています。「あなた」が主語になっている言い方は、相手にとっては非難または批判されているように聞こえ、耳を塞《ふさ》ぎたくなります。例2は、同じ内容を伝えていますが、「私」を主語にして「私は~思う」「私は~感じる」と伝えることで、非難的・批判的な響きが和らぎます。「私」が主語になっていることで、相手は、「自分のことを指摘されている」という感覚より、「この人は、こんな風に感じているんだ」「こんな風に思っているんだ」という理解につながります。場合によっては「こんな風に感じさせてしまい悪かったなぁ」という思いから、相手の話にきちんと耳を傾けようと思わせる効果もあります。

「私」以外を主語にして話をすると、自分の意思を伝える内容が欠落してしまいがちです。そのため言われた相手は、ただ非難された、または感情をぶつけられたと感じ、建設的な対話に発展しにくくなります。「あなた」を主語にして話すと、「あなた」（相手）の話をするので、自分がどう考えていてどうしたいかを伝えるのではなく、相手にどうするかを察してもらい、自分の希望に応えることを期待するようなニュアンスになる傾向があります。相手がエスパーなら自分の感じていること、考えていることを明確に示さなくても理解してくれるかもしれませんが、相手はエスパーではありません。相手にとっては批判された、または怒りをただぶつけられたという印象の方が強くなり、「じゃぁ、何をどうしてほしいのか？」が分からないまま対話が断絶されてしまうことも少なくありません。せっかく勇気を振り絞って伝えづらいことを伝えたつもりが、相手には本当に伝えたいことが伝わらないまま互いに不快な気分だけが残ってしまうのが、「あなた」を主語にした話し方のデメリットといえるでしょう。

　意識的に「私」を主語にして話そうとすると、自分で自分が何をどう感じていて、どうしたいかをまず自分で考えることにもなります。したがって、相手に自分の意思を明確に伝えることができるのです。さらに、言われた相手も非難がましく聞こえない分、受け止めやすくなります。これがアイ・メッセージのトリックです。相手に伝えにくいこと、伝わりづらいことこそ、「私」を主語にして話す意識が必要になります。

ただし、ここでひとつ注意してほしいことは、疑問形を使った自分の意見の投げかけや「～してください」などの丁寧な命令形を使った表現です。もともと日本語は英語と違って、特に話し言葉の中では主語を省略しがちです。したがって、何が主語になっているかを意識すること自体が難しいともいえます。しかし、疑問形や命令形は、英語にすると分かりやすいのですが、多くの場合「あなた」（YOU）が主語になります。

私が感じるアメリカと日本のクライアントの大きな違いは、日本のクライアントの多くが自分の意見や考えや感じたことについて疑問形を使って私に投げかけ、最終的な判断を委《ゆだ》ねるかのごとく私に言い切らせようとする話法を頻繁に使うことです。たとえば、五分も十分も自分の上司のひどい言動について傷ついたと説明しておきながら、最後に「私の上司の言動はひどくないですか」（Don't you think my boss's behavior is terrible?）と私に投げかけるのです。先ほどの例1の「話をする時間をつくってくれないじゃない⁉」（You are not making an effort to have time to talk with me, are you!?）もそうですね。これらは、英語で表現すると明らかなように「あなた」が主語になっています。自分の意見であれば、「私の上司の言動はひどいと思う」または「私は、あなたに話をする時間をつくってもらえていないように感じる」と「私」を主語にして自分の意見や感じたこととして言い切ればいいはずです。それをわざわざ疑問形にして、相手に最終的な判断を委《ゆだ》ね「自分の考えは間違っていない」ことを確認する話法ともいえます。

「私」を主語にして話すということは、自分の発言に責任を持つことでもあります。そのため、自分の意見であっても疑問形で表現して、誰かに判断を委ねたくなるのかもしれません。しかし、本当に伝えたいことであるからこそ、「私」を主語にして自分の発言に責任を持つことが重要です。そして、自分の発言に責任を持つことで、相手に安心感を与え、耳を傾けさせることができるのです。「私」を主語にして話すようになると、疑問形の表現はなくなります。

「〜してください」（Please . . . ）「〜してくれませんか」（Could you please . . .? / Do you mind . . .?）など丁寧な命令形や要求を示す言い回しも、英語にすると明白ですが、「あなた」が主語になります。これらの表現を「私」を主語にするとどうなるでしょうか。

たとえば、「〜してくれると（私は）嬉しい」「〜してくれると（私は）助かります」となります。「私」を主語にすることで、「〜してください」という表現に比べ、相手にとっては「ただ要求されている」というニュアンスが弱くなります。それどころか、「こうするとこの人は嬉しいんだ」「助かるんだ」という理解につながります。自分が普段使っている表現の中に丁寧な命令や相手に要求する言い回しがないか考えてみましょう。そして、できるだけ「私」を主語にする表現に代えるよう意識してみましょう。

「私」を主語にして話すことは、意識を高く持たなければ簡単にできることではないかもしれません。しかし、「私」を主語にして話すことで相手との意思疎通がスムーズになる成功体験を一度でも得ると、何度でも繰り返し活用できるようになり、身につきやすいスキルでもあります。

もうひとつ活用できる表現を紹介しましょう。特に言い出しにくいことを伝えようとするときは、相手に心の準備をさせると相手も言われたことを受け止めやすくなります。そんなときに使えるのが、以下の表現です。

「もしかしたら私が気にしすぎなのかもしれませんが……」
「伝えようかどうしようか非常に迷ったのですが、話してもいいですか?」
「間違っていたら間違っていると言ってくださいね」

これらの表現を頭にもってきてから「私」を主語にして伝えたいことを伝えることで、相手は心の準備ができるだけでなく、話を聞いた後に自分の意見を言いやすくなります。

このように相手に対し批判的・否定的ではなく、肯定的に話すことで相手は耳を傾けやすくなり、伝えられたことを受け止めやすくなります。ここまで自分が努力して相手に伝えても、相手が受け止めることができなかったら、それは相手にそのことを受け止める準備がまだできていないと判断することもできます。自分としては「伝える」という責任は果たしたので、後は相手の問題と割り切りやすくなります。結果、伝えられない自分を責めたり、伝えた結果期待と違う反応が返ってきたことで落ち込み、自分を否定したり自己嫌悪に陥ることも少なくなるのではないでしょうか。

今誰かに伝えたいこと、もしくは、以前に伝えたけれどどうまく伝えられなかったことがある人は、一枚の紙を用意してその紙を半分に折ってください。次に、紙の半分に自分の普段どおりの話し言葉で「伝えたいこと」を書いてみてください。書いた内容を

1　意思の疎通の妨害になる言葉を極力避ける
2　相手の気持ちを受け止める
3　問題と個人を分ける
4　アイ・メッセージ

これら四つの「肯定的な話し方」のポイントを取り入れて、書き直してみましょう。書き

直す前と書き直した後のものを第三者に聞いてもらったり、読んでもらうとより違いを実感できます。

アドバイスの落とし穴

学校でも会社でも、よく人から相談を受ける人や、自分が指導する役割にある人の中には、「アドバイス」＝「いいことをする」と考えている人は少なくないかもしれません。確かに、アドバイスは、相手のことを思って相手のプラスになるようにという気持ちから行われる行為です。したがって、アドバイスという行為自体は「悪いこと」ではありません。しかし、アドバイスがもたらす影響には、「落とし穴」があります。

カウンセラーをアドバイザーと考えている人は多いかもしれません。しかし私は、カウンセラーは「アドバイスをすることのリスク」を痛いほど分かっている存在ではないかと考えています。なぜなら、アドバイスをすることで相談者にとって本当の意味で「いい人」になることは難しいからです。カウンセラーは「聴く」ことと「質問する」ことのプロであり、アドバイスは「適切なアドバイス」に限ります。ですから、「アドバイザー」というイメージとは違うかもしれません。

誰かに相談して、相談相手がアドバイスしてくれたことに不快感を感じたり、腹が立った経験はありませんか？　「ただ私の話を聴いてくれればいいのに！」と思ったことはありませんか？

「アドバイスをする」という行為には、アドバイスをする相手の状態によって、いろいろな落とし穴があるのです。

アドバイスをされた人が不快に感じるケースのひとつは、アドバイスが自分への批判や非難に聞こえるときです。アドバイスしている方は、「何とかしてあげたい」「力になってあげたい」と思ってアドバイスしていても、アドバイスを受け取る側は、自分が「しなかったこと」「できなかったこと」「やったけれどうまくいかなかったこと」を指摘され、批判されたように、または否定されたように感じることさえあります。

職場の悩みを友人に相談して、自分の職場で働いたこともない、自分の上司に会ったこともない人に「分かったようなこと」を言われる不快感や苛立ちは、多くの人が経験したことがあるのではないでしょうか。自分の問題や悩みについては、自分が一番情報を持っていて、状況を把握しているとも言えます。それなのに、自分より情報がない人にあたかも「正しい答え」であるかのようにアドバイスされ、自分が間違っているように感じることは気持ちのよいことではありません。的を得たアドバイスをされても批判されているように感じるあまり、抵抗したり反発してしまうことさえあります。

こうした抵抗や反発は、相談する側と相談を受ける側の間で自然発生する力関係によって生じることもあります。相談を受ける側がアドバイスをする理由のひとつは、「なんとかしてあげたい」「かわいそう」という「同情」です。こうした「同情」から派生する「アドバイス」は、相談を受ける側が無意識に上位に立ち、知らず知らずのうちに上から目線の物言いになっていることがあります。こうした上下関係が、相談する側に居心地の悪さを感じさせ、抵抗感や反発心を引き起こすことがあります。

また「アドバイス」することで、「誰かの役に立てた」と思いがちですが、必ずしもアドバイスして「いい人」になれるとは限りません。アドバイスがプラスに働かないパターンには大きく二つあります。

パターン１

アドバイスをした↓相談者がアドバイスどおりに行動した↓期待とは違う悪い結果↓相談者が結果をアドバイスした人のせいにする↓アドバイスをした人は「わるい人」↓相談者は自分の行動の責任を他人に転嫁してしまう

パターン2
アドバイスをした↓相談者がアドバイスどおりに行動した↓期待どおりの良い結果↓アドバイスをした人は「いい人」↓相談者はまた問題が起きるとこの人に相談し、判断を委《ゆだ》ねる↓相談者がアドバイスした人に自分の行動の責任を委ね、依存の関係をつくる↓相談者の判断し選択する機会と力を奪う↓アドバイスした人は一見「いい人」に感じるが「わるい人」

パターン2では、結果が良い間はアドバイスした人は「いい人」という印象を保持できますが、実は相談者が自分で考え、判断し、選択し、結果の責任を自分が負うという機会と力を奪っているとも言えます。それは、必ずしも相談者にとってプラスとは言えません。

相談者がアドバイスする人に依存し、アドバイスする側も「この人は自分がいなければダメなんだ」と思い込むと、「共依存」という不健康な関係性に変化していくこともあります。また、繰り返しアドバイスに従い、ある日悪い結果が出たとき、相談者が「信頼できる人」と思っていた人が一転して「信頼できない人」になります。その結果、相談者にとって期待を裏切られた感覚はさらに大きくなることがあります。

たくさんのアドバイスや、自分の代わりに選択してもらうことを期待してカウンセリングに行くなら、占いに行ったほうがいいかもしれません。なぜなら、占い師の言葉をあなたが信じるか信じないか判断する分、自分の意思が明確だからです。

もし相談者の命に関わる問題について相談されたら、簡単にアドバイスできないと感じる人が多いでしょう。それは、自分のアドバイスが相談者の生死に関わると思ったら、アドバイスの結果の責任をとるのが難しいからです。けれども、アドバイスの結果がなんであろうと、自分も結果の責任をとれると思えるアドバイスがいったいどれくらいあるでしょうか。アドバイスの結果が悪くても良くても自分もその結果の責任を負う覚悟でアドバイスをしようと思うと、そんなに簡単にアドバイスできなくなるでしょう。

アドバイスは、できるだけ相手が求めてきたときに限ることが大切です。そして、結果の責任を自分も一緒に負えると思えるアドバイスが「適切なアドバイス」です。アドバイスは、自分が「信頼できる人」になるための道具とは限りません。いつどのように落とし穴にはまってしまうか分からないリスクを伴う行為です。次に挙げたポイントは、アドバイスをするときの注意点です。

アドバイスをするときのポイント

1　相手が求めてきたときに限る

2　自分も結果に責任を負えるときに限る
3　「自分で判断し選択し結果に責任を負う力」を相手から奪わない程度に限る

それでは、相手に自分の意見や考えを伝えたいときにアドバイスをしないのであれば、何ができるのでしょうか。それは、「情報提供」です。ここでいう「情報提供」は、適切な情報を選択肢の一つとして相手に提示することです。「アドバイス」と「情報提供」は違います。その「違い」については、事項で詳しく説明することにしましょう。

「アドバイス」と「情報提供」の違い

アドバイスをしてもなかなか「いい人」になることは難しいということをお話ししましたが、アドバイスではなく、私たちが相手に提供できるのは「情報」や「選択肢」です。「アドバイス」と「情報提供」を混同してしまう人は少なくありません。ここでは、「アドバイス」と「情報提供」の違いを説明したいと思います。

「アドバイス」は、広辞苑では「助言・忠告・勧告」を意味すると書いてあります。アドバイスは、相手に対し選択肢を提示するというより、むしろどれを選択すべきかを示唆する言動です。それに対し「情報提供」は、あくまでも「情報」を提供し、何を選択するかは相手の判断に委ねる言動です。

もう少しわかりやすく説明すると、次のようになります。

「アドバイス」＝「～した方がいい」「～してみたら」「～するべきだと思う」など

「情報提供」＝「ひとつの選択として〜があります」「〜もひとつの選択肢です」「〜という方法もあります」など

決めつけないことの重要性を先に説明しましたが、「情報提供」という形で情報を共有することも決めつけない（non-judgmental な）姿勢を示す方法のひとつです。「アドバイス」は、提示する者の価値判断が反映される言動です。そのため、いくつかの選択肢の中から「こっちがいいよ」と誘導し、方向性を明確に示すことになります。したがって、相手は自分が選択したという感覚よりも、「アドバイス」に従ったという感覚が強くなります。反対に「情報提供」は、選択肢のひとつを提供するに留め、何を選択するかの判断を相手に委《ゆだ》ねるため、相手はどちらかというと「自分で選択した」という認識と責任感が強くなります。

相手が自分にアドバイスを求めてくるということは、一時的とはいえ、「支援する側」と「支援される側」という関係性が発生します。そして、こうした関係において、「支援する側（アドバイスを求められている側）」と「支援される側（アドバイスを求めている側）」の間には、力関係が自然発生します。多くの場合、「支援する側」が上位に立つため、その位置関係で「アドバイス」をすると、こちらが意識する以上に相手は「アドバイスに従った方がいいのではないか」というプレッシャーを感じていることがよくあります。

たとえば、私はカウンセリングの中でできるだけ「アドバイス」ではなく、「情報提供」として選択肢を提示するように意識してクライアントに接しています。しかし、こちらがどんなに意識を高く持って情報提供に留めても、次のカウンセリングのときに「髙山さんのアドバイスのおかげで」とクライアントが言うことは少なくありません。そういうときはできるだけ、「あなたがそれを選択して、実行したのだから、あなたの力ですよね」とお伝えするようにしています。

相手があなたを頼りにしている状況下では力関係が自然発生し、どんなにあなたが「情報提供」に徹しても、相手が「アドバイス」のように捉える傾向があります。だからこそ、より「情報（選択肢）」として提示することが重要になります。

「情報提供」に留める方法として、もうひとつ大事なポイントは、情報提供を受けた相手が「自分が判断して選択した」という認識を持つことです。

たとえば、提供できる選択肢が多ければ「Aという方法もあるし、Bという方法もあるし、Cという方法もありますよ」と、選択肢を並べることができ、相手がその中から自分でどれがベストかを判断し、選択するという状況をつくりやすくなります。しかし、提供できる情報がひとつしかなければ、「Aという方法があります」と伝えても、情報としてA

しかない以上、相手は「Aをした方がいい」とあたかも「アドバイス」のように解釈する可能性が高くなります。

提供できる情報や選択肢が少ない場合、自分で判断し、選択したという認識につなげる方法として、選択肢を提示した後に「あなたは（この選択肢を）どう思いますか？」と、質問します。選択肢がひとつでも、相手はその選択について考え、その選択を「とる」か「とらない」かを判断します。このプロセスが、自分で判断し、選択したという意識を高めます。

相手が抱えている問題である以上、相手が問題の渦中にいて、その問題に関わる情報の多くを持っています。したがって、提示された情報がどれくらい実際的で効果的かを判断できるのは、本人だけです。与えられた情報や選択肢について「どう思いますか？」と訊かれて初めて、その情報や選択肢がどれくらい自分の問題にフィットするかを考える人もいます。こうした投げかけがないと、自分で判断し選択したという意識がないまま行動に移して、「言われたからやった」という印象になることは少なくありません。「言われたからやった」と思っている人が、行動した結果が期待と違ったときに、その結果を受け止められなくても不思議ではありません。

「情報提供」は、選択の結果や責任を本人が背負っていくことを意識化する方法です。情報や選択肢を提示した後に「あなたは（この情報または選択肢について）どう思いますか？」と投げかけることは、相手に自分で判断したことを確認してもらうために重要なプロセスです。

もうひとつ「情報提供」をする上で大切なことがあります。「情報提供」をするときには、できるだけ「メリット」「デメリット」「リスク」を一緒に提示することです。「メリット」だけ提示したり、「リスク」だけ提示するのは、適切な情報提供とはいえません。

そして、当事者本人しか気がつかない「メリット」「デメリット」「リスク」もあるので、本人にとって何が「メリット」で、何が「デメリット」で、何が「リスク」かを自分で考えてもらうことが重要です。

「メリット」「デメリット」「リスク」を整理すると、優先順位をつけやすくなります。そして、どの「メリット」でどの「デメリット」や「リスク」を相殺させるかをしっかり確認してから判断した選択については、選択した後の迷いも少なくなるでしょう。そして、迷ったり後悔しそうになったときに、自分がどうしてその選択をしたのかを再確認できます。

「アドバイス」と「情報提供」は違います。「情報提供」に留めることで、相手が考え、判断し、選択する力を引き出すことができます。「情報提供」に留めることで、相手に余計なプレッシャーを与えない安心できる存在として関わることができます。「情報提供」に留めることで、結果の責任を負うリスクを減らすことができます。そして何より、「情報提供」は相手に自分で判断し選択する力があると信じるからこそできることであるため、その信頼がより良いコミュニケーションを可能にするのです。

怒りを理解し、対処する

「怒り」を出してスッキリすることもあれば、自己嫌悪に陥ってしまうこともありますよね。「怒り」を「いけない感情」と考え、表現しないようにする人もいます。しかし、「怒り」も「喜怒哀楽」の主要な感情のひとつです。人間は、感情を持ち表現する機能を備えているので、「怒りを感じないようにする」というのは、実は不自然な状態です。

私もカウンセラーとして、クライアントに初めて会ったときにまずチェックするのは、表情があるかないかです。悲しい話をしていても、嬉しい話をしていても能面のように表情に変化がない人は、心の状態がよくない可能性が高いと考えられます。

「怒り」をネガティブな感情と考える人は少なくありません。なぜ私たちは、「怒り」を表現することを躊躇《ちゅうちょ》したり、抵抗を感じたりするのでしょうか。

「怒ってはいけない」と言われて育ったり、「女の子は怒ってはいけません」という社会的プレッシャーがあったり、怒りをぶつけたことで人を傷つけてしまったり、怒りをコントロールできない自分を見るのが嫌だったり、理由はいろいろです。

たとえば、時間がなくて急いでいるときに、子どもが飲み物をこぼして思わず大きな声で怒鳴ってしまい、子どもが大泣きしてしまった経験はありませんか？　後で、子どもが忙しくしている自分を手伝おうと思って飲み物をこぼしてしまったことを知り、「どうしてあんなに怒ってしまったのだろう」と自己嫌悪に陥ったりします。

体調が悪くイライラしているときに、友人に気にしていることを言われてしまい、カッとなって友人が傷つくと分かっていることを言ってしまったことはありませんか？一度発した言葉を引っ込めることはできないし、何年も続いていた友情にヒビが入ってしまい、修復にその倍の年数がかかってしまうこともあります。

「怒り」を表現した結果、ネガティブに自分に返ってきたときは、特に自己尊重心の低下につながりやすくなります。

しかし、「怒り」にはネガティブな要素しかないのでしょうか？「怒り」を表現することでストレスを発散できることもあります。「怒り」を表現したことで、「あぁ、この人はこのことが不快だったんだ」「いけないことをしてしまった」など、理解につながることもあります。また、「怒り」をエネルギーにして行動したり、何かに挑戦するきっかけになることもあります。

「怒り」にはポジティブに作用する要素もあり、「怒り」は「いけない感情」とは限りません。ただ、「怒り」の表現の仕方によっては、周りの人や自分が傷つきネガティブな印象が植え付けられやすい感情といえます。

「怒り」の対処について、心理の世界では長年「怒りをコントロールする（anger management）」という考え方が主流でした。しかし、「怒り」そのものをコントロールすることは幻想であるとも言われています。なぜなら、「怒り」は「二次的感情」だからです。

何もないのにいきなり怒る人は、ほとんどいません。多くの場合、「怒り」の感情の前に「怒り」の元となる感情があります。たとえば、「恐怖」「悲しみ」「がっかりした」「傷ついた」などの感情が「怒り」になったりします。こうした「怒り」の元となった感情を「一次的感情」といいます。こうした一次的感情が、「怒り」という二次的感情になると言われています。「怒り」が二次的感情である以上、怒りそのものをコントロールすることが難しいことは言うまでもありません。「怒り」を理解するには、「怒り」そのものではなく、「怒り」になった「一次的感情」が何で、「一次的感情」を感じた理由を考えることが必要です。

たとえば、「怒り」の一次的感情が「悔しさ」だった場合、「どうして悔しかったのか？」を探れば、問題がどこにあるのかが見えてきます。「バカにされているようで悔しかった」

のか、「自分が期待に応えられなかったことが悔しかった」のか。怒りにつながっている問題をより整理しやすくなります。

こうした「怒り」の仕組みを理解することは、自分の「怒り」だけでなく、相手の「怒り」を理解し受け止める上でも役立ちます。「どうして自分は頭にきたのだろう?」「どうしてこの人は、こんなに怒っているのだろう?」と思ったときに、その「怒り」の元となっている「一次的感情」が何かを探るのです。

「怒り」そのものをコントロールするのでなければ、何をコントロールできるのでしょうか? 「怒り」を表現する行動です。

初めに述べたように、「怒り」も感情のひとつですから、「怒り」を持つことは決して悪いことではありません。しかし、「怒り」をエスカレートさせてしまう行動をとるか、「怒り」をエスカレートさせない行動をとるかでは、「怒り」を表現した後の自分への影響に大きな違いがあります。「怒り」をエスカレートさせてしまう行動を選んだがために、怒ったことを後悔し、怒った自分を責め、自尊感情を下げてしまうことがあります。

「怒り」をエスカレートさせてしまう行動は人それぞれ違います。たとえば、「怒鳴る」「物を投げる」「相手を説得しようとする」などがあります。反対に、「怒り」をエスカレートさせない(「怒り」を増大させたりせず、そのままのレベルを維持するか、または抑制する）行動には、「座る」「その場を去る」「友人と話す」などが考えられます。

しかし、「誰かに話す」という行動などは、ある人にとっては「怒り」をエスカレートさせない行動であり、ある人にとっては「怒り」をエスカレートさせてしまう行動でもあります。したがって、自分にとって何が「怒り」をエスカレートさせる行動で、何が「怒り」をエスカレートさせない行動かを分析し、理解しておくことが大切です。

「怒り」を表現することが苦手な人もいます。表現することは苦手でも「怒り」を持つことはあります。「怒り」は大きなストレスになることもあるので、その「怒り」を溜め込むことで、精神的負荷が増大することもあります。したがって、表現することが苦手な人も発散する方法は必要です。

直接怒りの対象に向かって怒りを表現して怒りを伝えることはできなくても、日記に自分が怒りを感じた理由について書き出すだけで発散になることがあります。怒りの出し方は、人それぞれ違います。その人にとって自尊感情を下げる方法でなければいいのです。

「怒り」に対処する上でもうひとつ大切なことは、「怒りのサイン（七九頁）」を知ることです。「怒り」を表現する言葉には、「頭に血が上る」「はらわたが煮えくりかえる」などがありますが、人それぞれ「怒りのサイン」を持っています。頭がカーッと熱くなる人、眉間に皺《しわ》がよる人、肩に力が入る人、手を握り締める人、手足の先が冷たくなる人など、みんな違います。

怒ってしまってから怒りを表現する行動をコントロールするのは、非常に難しいです。そこで重要なのが「怒りのサイン」です。自分の「怒りのサイン」を知って、いかに早く「怒りをエスカレートさせない行動」を選択するかがポイントです。

「怒り」に対処するために、まず自分の「怒りのサイン」を確認してください。次に自分の「怒り」を理解するために、「怒りのろうと（Anger Funnel）」ワークシート（八〇頁）で自分の「怒り」の「一次的感情」と「怒りをエスカレートさせる行動」と「怒りをエスカレートさせない行動」について分析してみましょう。これが「怒り」に関する行動パターンの意識化のプロセスです。

実際に行動パターンを変えるためには、一度怒りをエスカレートさせない行動を実行し成功体験を持つことです。一度成功すると、人間の脳はポジティブなものに引っ張られやすいので、「怒りをエスカレートさせない行動」をまたやってみようと思い、行動パターンの変化につながりやすくなります。

人は、「聞いたこと」の三〇%、「見たこと」の五〇%、「やったこと」の八〇%を習得すると言われています。まずは、自分の「怒り」の仕組みを理解し、「怒りのサイン」と「怒りをエスカレートさせない行動」を確認し、一度試してみてはいかがでしょうか。

怒りのサイン

～ 怒りの前兆を体のどこで感じますか？ ～

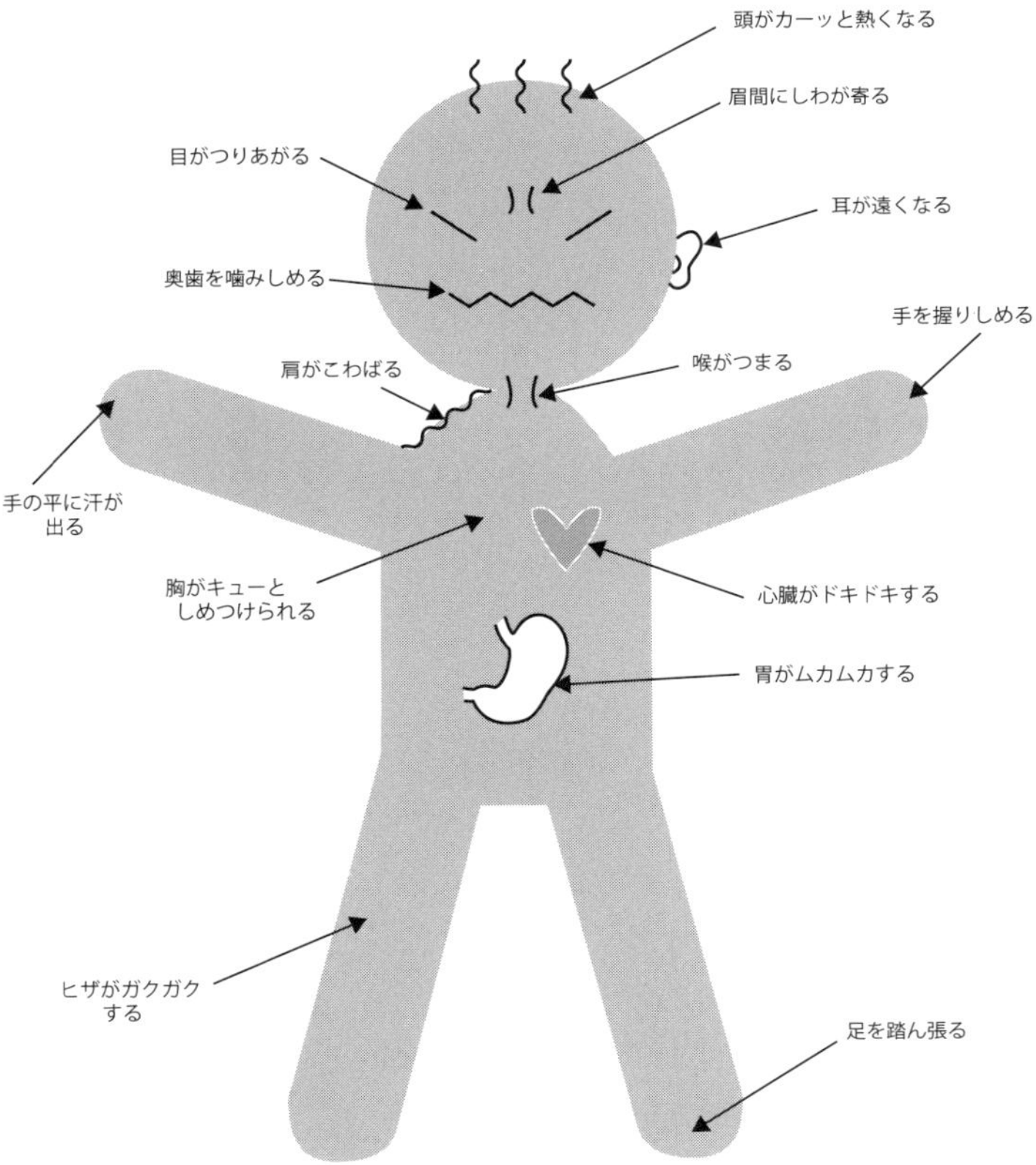

(Anger Funnel)

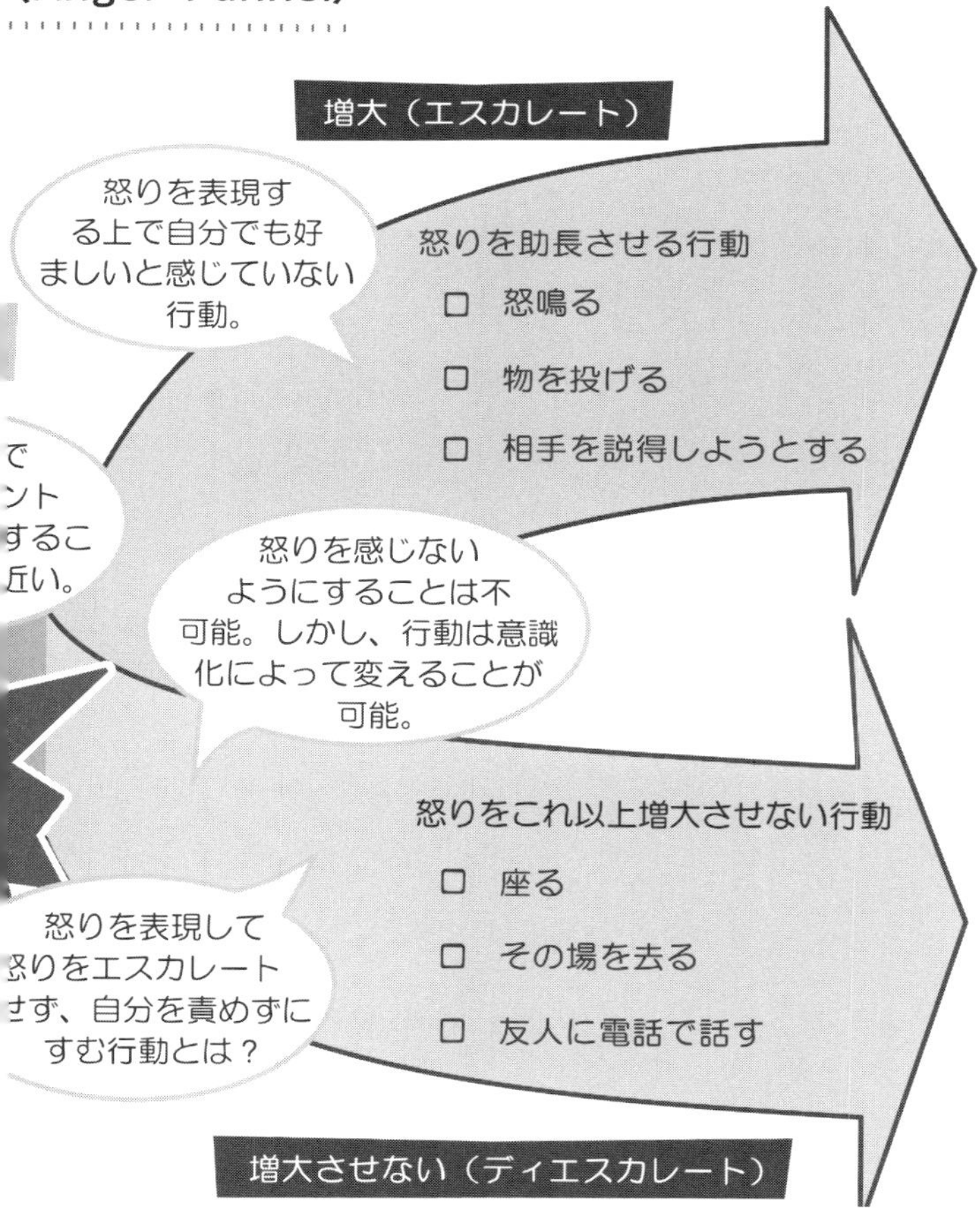
増大（エスカレート）
怒りを表現する上で自分でも好ましいと感じていない行動。
怒りを助長させる行動
□ 怒鳴る
□ 物を投げる
□ 相手を説得しようとする
で
ント
するこ
い。
怒りを感じないようにすることは不可能。しかし、行動は意識化によって変えることが可能。
怒りをこれ以上増大させない行動
□ 座る
□ その場を去る
□ 友人に電話で話す
怒りを表現して
りをエスカレート
ず、自分を責めずに
すむ行動とは？
増大させない（ディエスカレート）

怒りのろうと

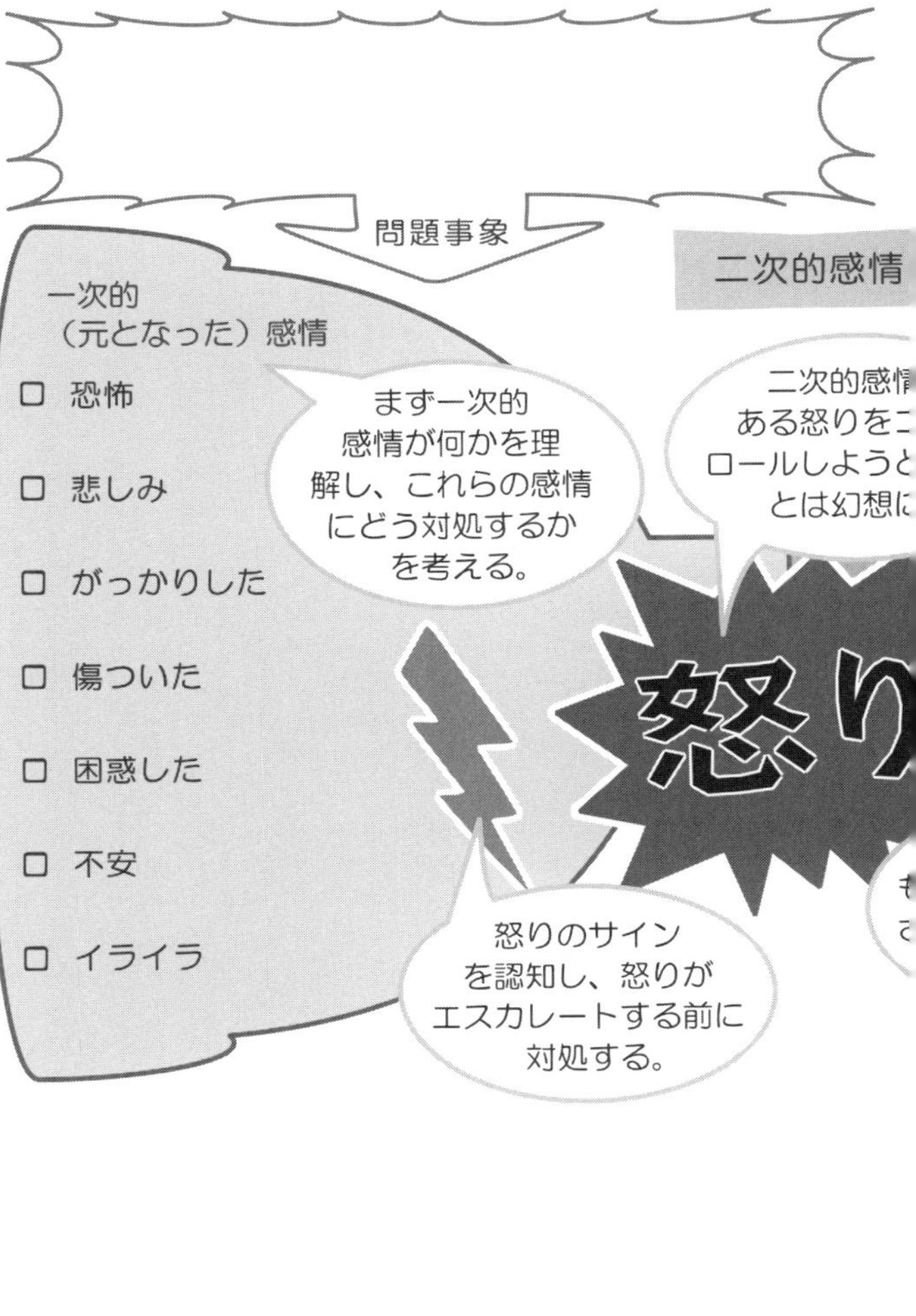
問題事象
一次的
（元となった）感情
□ 恐怖
□ 悲しみ
□ がっかりした
□ 傷ついた
□ 困惑した
□ 不安
□ イライラ
まず一次的感情が何かを理解し、これらの感情にどう対処するかを考える。
二次的感情
怒り
怒りのサインを認知し、怒りがエスカレートする前に対処する。

「撤退」もベストな選択

なぜ「コミュニケーション」をテーマにしている章で、「撤退」が選択肢として取り上げられているのか疑問に感じるかもしれません。コミュニケーションや意思の「疎通」は、相互に理解しようという意思があって成立します。しかし、相手や相性によっては、「理解する」という目的を共有できないケースがあります。たとえば、セクシュアルハラスメントやパワーハラスメント、モラルハラスメントの「ハラッサー」と呼ばれる加害者がその例です。

ハラッサーの目的は、相手を理解することではなく、相手を「支配」したり、「攻撃」することです。そのような人を相手にする場合、どんなにあなたがこの本を読んで相手に安心感を与え、信頼関係を築くスキルを身につけても、どんなに肯定的に話すスキルを使って相手が聞きやすい表現になるように工夫しても、相手が意思の疎通を図ることを目的にあなたと関わっていない以上、コミュニケーションとして成立させることはほとんど不可能です。

自分の能力にかかわらず、支配欲・攻撃欲が強い相手に遇うことはあります。相手の目的が「支配」や「攻撃」である以上、あなたが何を言っても、何をやっても相手の支配欲・攻撃欲をエスカレートさせるだけだといっても過言ではありません。支配欲・攻撃欲が強い相手は、ターゲットとしている人が反応することで自分が影響していることを確認し、支配や攻撃を繰り返す傾向があります。

支配欲・攻撃欲が強い人が相手の場合、「撤退」もひとつの重要な選択肢です。この場合の「撤退」は必ずしも「あきらめる」ことではなく、「撤退」することが自分らしくあることやサバイブするための「ベストな選択」にもなり得ます。

「撤退」の形は、置かれている状況によって違います。支配欲・攻撃欲が強い相手は、こちらの反応をエネルギーに代えエスカレートしていきます。エスカレートさせないためには、反応しないことが重要です。反応しないための最も簡単な方法は、場所を共有しない、接触する機会をつくらないことといえるでしょう。たとえば、相手が自分に対して攻撃してきたら、トイレなどに行くふりをしてその場を去る、電話やメールに応対しない、などです。職場の場合なら、転属願いを出して部署を移る、転職して会社を変える、どうしても相手とやり取りをしなければいけない場合は、第三者の人に立ち会ってもらうか、第三者の人を通して連絡する、などが考えられます。

支配欲・攻撃欲が強い相手は、自分自身がそうした言動を止めたいと思い専門家と一緒に問題に取り組まなければ、どんなにこちらが努力や工夫をしてもその人の行動パターンを変えられるものではありません。本人以外の人にコントロールできることではないということです。したがって、こうした状況下であなたが唯一コントロールできることは、「撤退」することかもしれません。

相手の支配や攻撃に一度絡め取られてしまうと、そこから脱するのは至難の業です。相手とのコミュニケーションや意思の疎通のプロセスにおいて、うまく説明はできないが、どこか「支配」や「攻撃」のような違和感を感じるのであれば、その自分の勘を信じることが自分を守ることにつながります。具体的に説明できなくても、周りが理解を示してくれなくても、その自分の勘を信じることが重要です。

自分らしく生きることやサバイブする（生き残る）ために「撤退」することを選ぶのであれば、それはベストな選択といえるでしょう。

コミュニケーションや意思の疎通は、互いの「理解しよう」という目的が一致してはじめて機能します。目的を異とする相手とコミュニケーションが成立しないことは、決してあなたの側の責任ではありません。だからこそ、時には「撤退」する勇気も必要なのです。

第2章　燃え尽きない働き方

燃え尽きない働き方

職場とは、「サバイブする（生き残る）」か「自分らしく生きる」かの選択を突きつけられる事象が頻繁に発生するところです。「働く」ことで生活を、そして家族を支えている人たちにとっては、「労働」は「サバイバル＝生き残ること」に直結しています。職を失うことは「サバイブできるか、できないか」の問題でもあるのです。

日本国憲法には国民の義務として、「教育の義務」「勤労の義務」「納税の義務」が定められています。「働く」ことは「勤労の義務」と「納税の義務」を果たすことを可能にします。しかし、義務を果たすために働いている労働者にとって労働現場は生きやすい環境とは限りません。

バブル崩壊後低迷を続ける企業では、コスト削減のために従業員を減らしたり、終身雇用制から成果主義に転換したり、正社員を非正規社員に置き換えることで生き残りを図りました。そして、新入社員採用を取りやめた結果、氷河期世代と呼ばれる高校や大学を卒業後に就職できない若者が増えました。こうした歪《ゆが》みが現在の職場の生きづらさにつながっているといっても過言ではありません。

人件費削減のために従業員を減らした組織では、一人当たりの仕事量が増大し、過重労働により休職や退職に追い込まれるケースが増えています。成果主義を導入した組織では、競争による生き残りというプレッシャーがストレスを増大させ、ハラスメントに発展しているケースも少なくありません。非正規社員を多く取り入れた組織では、社員の差別化により信頼関係を築くことが難しくなり、職場で円滑なコミュニケーションを図ることが困難になっています。氷河期世代を採用しなかった組織では、中間管理職が不足し、若い社員のケアや指導に手が廻《まわ》らず、数年で退職していく社員が後を絶ちません。過労や職場のいじめやハラスメントが原因でメンタルヘルスケアを必要とする労働者も増加しています。

経済の低迷が続き、組織が「労働者」を「商品」のように扱う社会では、いつ自分が職を失うか分からない不安から、労働者は非常に弱い立場に置かれています。どんなに理不尽な働き方を強要されても、不利益な扱いを受けても、過重労働を強いられても、セクシュアルハラスメントやパワーハラスメントなどの被害を受けても、組織や加害者に「ノー」を表明して「自分らしく生きること」を選択することは非常に難しく、容易に判断できる選択ではありません。

職場で問題に巻き込まれるということは、どんなに自分の身に降りかかっていることが「不当」であると確信していても、その不当性に目を瞑《つむ》り、職を失わないように「サバイブする」か、不当なものは不当と声を上げ「自分らしく生きる」かを天秤に掛けさせられ究極の選択を突きつけられている状況といえるでしょう。

職場環境や労働条件によって、職場で労働者が「サバイブする」ことが難しくなればなるほど、こうした究極の選択を迫られる機会は増え、労働者は心身ともに疲弊し燃え尽きてしまいます。職場環境や労働条件は、一従業員が変える、またはコントロールすることがほとんど不可能な領域です。したがって職場では、違和感を感じながらも自分が環境や条件に合わせることを強いられることの方が多いといえます。「お金のためにこの仕事をしている」「これに耐えれば仕事を失わなくて済む」と自分に言い聞かせても、違和感や傷ついたときの痛みを完全に消すことはできません。自分が職場の問題に巻き込まれると、こうした違和感や傷つく経験とほぼ毎日向き合いながら仕事をしなくてはいけないのです。

昨今「ワーク・ライフ・バランス(仕事と生活の調和)」という言葉をよく耳にするようになりました。仕事が「サバイブする」ための命綱である労働者にとっては、命綱を切られないように職場の要求に応えることを暗に強いられている場合もあります。こうした状況下では、労働者は、「ワーク・ライフ・バランス」を盾に声を上げ、職場を生きやすい環境に変えるには立場が弱く、職場環境や労働条件に関して個人でコントロールできることはほとんどありません。仕事と生活の調和を図りたい気持ちはあっても、燃え尽きてしまう働き方を強いる職場環境の場合、「ワーク・ライフ・バランス」の実現を個人に背負わせることは非現実的です。ましてや、燃え尽きてしまった労働者に対して、「ワーク・ライフ・バランス」の意識が低いと批判することはもっての外です。

職場で問題と向き合うたびに「サバイブする」か「自分らしく生きる」かの究極の選択を迫られる以上、「サバイブする」ことを選んでも、「自分らしく生きる」ことを選んでも、他から責められる筋合いはありません。自分が燃え尽きてしまわないためにした判断であれば、なおさらです。究極の選択に不正解はありません。究極の選択だからこそ自分で判断し、自分の意思で選んだのであれば、どちらを選択してもそれがもっともよい選択なのです。

燃え尽きるまで働かないと休みをとれない、評価してもらえないと思い、心身の疲労をごまかしながら働く人は少なくありません。しかし、燃え尽きて休職したために職場での信用を失い、まるでお荷物のように扱われ、自信を失い、人格や尊厳を傷つけられ、人間不信に陥ってしまうこともあります。さらには、燃え尽きてしまった自分を「弱い人間だから」「能力がないから」「負け犬だ」と、自分で自分を責めるネガティブスパイラルに陥り、うつや不安障害などの精神疾患を発症し、回復に時間がかかるケースも増えています。

職場が、労働者が燃え尽きやすい環境や条件であふれている以上、「燃え尽きない働き方」を選び実行することは非常に難しいのが現実です。現在の職場の多くが似たような問題を抱えています。したがって、そこで働くひとりひとりが、職場環境や労働条件といった「組織の問題」をきちんと認識し、職場の問題と向き合うプロセスの中で、「組織の問題」を「個人の問題」に摩り替えて、自分で自分を責めたり、いじめたり、傷つける材料として使わない知識と意識が必要です。

第1章では、職場や生活で生かせるカウンセリングスキルを使って、自分でコントロールできる範囲でいかにストレスを下げ、自尊感情の低下を防ぎながら人と関わるかについて取り上げました。

第2章では、職場のトラブルで心が疲れているクライアントへの認知療法の中で使うキーワードをいくつか紹介し、自己尊重心の向上や自分を信じる力を引き出す方法を紹介します。「燃え尽きない働き方」のヒントになればと思います。

好かれない権利

あなたがある会社に就職し配属された部署が置かれているフロアでは、上役からパートさんまで一〇〇人の従業員が働いています。あなたは、自分と同じフロアで働く一〇〇人全員から好かれる自信がありますか？

一〇〇人の人が目の前にいて、「一〇〇人全員から好かれる」と考えるのは、非現実的かもしれません。幼稚園から大学まで、たった二〇〜四〇人程度の教室でも「好きな子」「苦手な子」「友達になりたい子」「同じ班になりたくない子」などいませんでしたか？　理由が明らかなときもあれば、何が理由かわからないけれどあまり親しくならなかった子もいます。

家族の中でも父親とはほとんど口をきかないけど、母親とはよく話す。兄と価値観は違うが、妹とは話が合うなど、相性が合う、合わないということは、人と関わる中で日常的に経験することだと思います。

私がカウンセラーになったばかりのころ、クライアントの中に、一度カウンセリングを受けて二度と来ない人がいると、「何か私が言ったことがいけなかったのか？」「嫌われてしまったのか？」と、よく悩んだものです。クライアントが戻ってこない以上、なぜそのクライアントが一度だけでカウンセリングを止めてしまったのかを確かめることはできません。理由がわからない中でカウンセラーとしての自信を失っていった時期もありました。しかし、「理由がわからないこと」で自信や自尊感情を低下させてしまうのは非常にもったいないことです。

もし、自分の言動など、クライアントが来なくなってしまった原因について思い当たることがあれば、「自分が嫌われてしまったのかも」と心配するより、その言い方や言葉を他のクライアントに使わないように意識を高めることがより重要です。考えても自分の側に思い当たる節がなければ、そのクライアントには、「カウンセラーを選び、私のところには来ないと判断する力がある」と考えます。「その人には自分に合うカウンセラーを見つける力がある」と信じることで、また次に進むことができるのです。

私のところに来るクライアントの中には、転職活動中で履歴書を送っても書面審査も通らない、面接まで漕ぎ着けても面接で落とされてしまう経験を繰り返し、自己尊重心が低くなっている人もいます。自分が今まで会ったこともない人から、「あなたは私たちが求めている人材ではありません」と判断、評価されることが何度も続けば、「どうして自分が選ばれないのだろう？」と、まるで人格までも否定された気持ちになり、自信を失ってしまうことは珍しくありません。

しかし、履歴書一枚で、または三〇分程度の面接で、あなたが二〇年も三〇年も積み上げてきた経験や考え方や価値観をどれくらい理解できるというのでしょうか。面接官は、「こういう技術を持っている人」「こんな人柄の人」など、技術や資格など具体的な事柄か、「こんな感じ」というあいまいな事柄で人選しているとも言えます。あなたの性格や長所や行動パターンを全て把握するだけの材料も時間も十分ない以上、あなたに関するほんの数パーセントの情報で採用するか、しないかを判断しているのです。そして、採用されなかった理由は、知らされないままのこともよくあります。

もちろん履歴書の書き方や面接での回答について明らかに自分が失敗したと思うことがあれば、次回同じ失敗をしないように改善する方法を考え、同じ失敗を繰り返さないことが重要です。しかし、理由が明確でなければ、自ら自尊感情を低下させる理由を創る必要はありません。

クライアントが一度だけ来て戻らなかったとしても、就職活動で不採用の知らせを受けても、「相性が合わなかった」もしくは「縁がなかった」と考えることもできます。私の、またはあなたの人格や人としてのあり方を否定されたと考えるのは極端な考え方です。

自分と相性が合わない人に出くわすと、つい「自分に問題があるから嫌われてしまうのか？」と不安になりますが、どんなに自分が努力しても相性が合わないこともあります。そんなとき、私には「好かれない（嫌われる）権利」があることを確認することで、ネガティブな思考のスパイラルに陥ることを防ぐことができ、考えや感情の整理がしやすくなります。

また、私のクライアントの中には、失敗することを恐れる人がいます。そんな時、「あなたの周りに失敗をしたことがない人がいますか？」と聞くと、「いる」と答える人はいません。失敗すると周りが自分をどう評価するのかが気になり、不安が大きくなります。しかし、あなたの失敗を評価している周りの人たちもこれまで失敗をしてきているのです。

私は、あるクライアントが自分の話を「愚痴」と表現していたので、同じように「愚痴」という言葉を使ったために、「髙山さんが私の話を『愚痴』と言った」と抗議と非難のメールが一カ月近く続いたことがあります。それ以来、クライアントが「愚痴」という言葉を使っても、私が「愚痴」という言葉を使うことはありません。このように、失敗することで意識として刻み込まれ、行動が変わることもあるのです。

私たちには、「失敗する権利」があります。失敗することを恐れるのではなく、失敗したら同じ失敗を繰り返さないことがより重要です。「失敗した自分を許す権利」もあります。

私たちには、嫌なことに「ノーと言う権利」があります。そして、逆に「ノー」と言うことで発生するリスクが大きければ、「自己主張しない権利」もあります。

六法全書に書かれてはいませんが、自分らしさを大切にするための権利がたくさんあります。次に挙げる権利は、「あなたの権利章典（Your Bill of Rights）」と呼ばれる権利のリストです。私も自分を大切にすることを忘れてしまい、自己否定のスパイラルに陥りそうになると、このリストを眺めます。

この「あなたの権利章典（Your Bill of Rights）」の中で、今のあなたの心に響いた権利はどれですか？　その理由はなんですか？

ここに書かれている権利はほんの一部です。あなたが今必要としている権利を付け加えてみてください。そして燃え尽きてしまわないためにあなたが大切にしたい権利を心に刻みましょう。

あなたの権利章典（Your Bill of Rights）

あなたがあなたらしくある権利

あなたがまず自分を第一に考える権利
あなたが安全を確保する権利
あなたが怒りを感じ、表現する権利
あなたが人としての尊厳を失うことなく扱われる権利
もし不公平に、暴力的に扱われた場合、あなたが怒り抗議する権利
あなたが人間らしくある権利（完璧ではない）
あなたが自分の意見を持ち、表現し、それを真剣に受け止めてもらう権利
あなたの人生に影響のあることに関して質問する権利
あなたに影響のあることについて決断する権利
あなたの気持ちが変わる権利
あなたが「ノー」という言う権利
あなたが失敗をする権利
あなたが自分の限界と優先順位を設ける権利
あなたが他の人の問題に責任を負わない権利
あなたが好かれない（嫌われる）権利
あなたが自分以外の人の期待に沿った生き方をしない権利

あなたが「スーパーウーマン」「スーパーマン」でなくてもいい権利
あなたが人に助けを求める権利
あなたが自分を許す権利
あなたが自己主張しない権利
あなたが幸せに感じていないのであれば、自分の人生をコントロールし、変えていく権利

究極の選択

前述したように働くことで賃金を得て生活を支えている人たちにとって、職場でトラブルに巻き込まれることは、「自分らしく生きること」と「サバイブすること」を天秤に掛けさせられ、究極の選択を迫られているのと同じです。

例えば、Aさんは、利用者にサービスを提供することで利益を得ている職場で働いていますが、人手不足のため従業員にとって時間削減になるやり方が優先され、利用者の人としての尊厳を保ちながら丁寧に接するサービス提供は理想論にすぎないと実行されていません。自分の職業に誇りを持ってその業界に入り、自分は利用者の立場に立って接し、利用者の不満に耳を傾け限られた時間の中でできるかぎりの努力をしていても、周りの上司や同僚からは「仕事が遅い」「無駄が多い」と評価されてしまいます。利用者からの苦情をもとにサービスの改善を求めても、「そんな人手も時間もない」と一蹴《いっしゅう》されてしまいます。利用者のためを思って仕事をすればするほど、職場の同僚や上司との関係はギクシャクしてしまい、職場で孤立しています。

Ａさんが、この職場で「自分らしく生きること」を選ぶということは、上司や同僚からの非難を背中に浴びながら、利用者の立場に立って自分が正しいと思うサービス提供を続けていくことかもしれません。その結果、上司や同僚から煙たがられ、仕事上のコミュニケーションがうまくいかなくなり、自分だけ空回りしているように感じるかもしれません。上司からの評価が下がり、ボーナスカットやレポートの提出を強制され、針のむしろと化した職場で、「自分の利用者への接し方は正しい」と信じ続け、自尊感情を維持することは至難の業でしょう。

反対に、Ａさんがこの職場で「サバイブすること」を選ぶということは、利用者に対し自分が抵抗を感じるやり方でサービスを提供し、決められた時間内に仕事をこなすことに専念することで、上司や同僚に「協調性がある仲間」として認めてもらうことかもしれません。利用者の不満は増えても、上司や同僚の評価は上がるのでコミュニケーションも円滑になり、仕事はしやすくなります。しかし、「自分はこんな仕事をするためにこの職業を選んだのか？」と仕事への自信もモチベーションも下がり、自分らしさを見失ってしまったような不安に襲われるかもしれません。

「自分らしく生きること」と「サバイブすること」が究極の選択である以上、どちらを選んでもメリットもデメリットもリスクもあります。そして、究極の選択であるからこそ、本人が判断したのであれば、どちらを選択してもいいのです。その人の生活を、人生を本人以外の人が引き受けることができない以上、周りはその選択について批判することはできません。

「自分らしく生きる」か「サバイブする」かがいかに究極の選択であるかは、職場のハラスメント被害においては、さらに顕著になります。以下に職場のハラスメントのケースでよく見られる究極の選択の例を紹介しましょう。

Bさんは、職場の上司からセクシュアルハラスメントとパワーハラスメントを受けています。これまでもその上司のアシスタントとして入った若い社員が何人も辞めていることから、上司のハラスメント加害については、社内でも周知のところとなっています。しかし、その上司は腕利きのセールスマンで社長の右腕とも言われる存在であるため、誰も上司の言動を注意することができません。

就職したばかりの頃は、上司がランチをおごってくれたり、軽いジョークで話しかけてきてくれて、親しみやすい面倒見のいい人だと思っていました。ところが、ランチからディナーに誘われるようになり、複数人で行っていた食事も上司と二人きりで行く機会が増え、そのうち帰りのタクシーで手を握られるようになり、上司の言動に不快感を感じるようになりました。そこで、食事に誘われても「他に予定がある」と伝え断り始めた途端、上司の指示が間違っていたにもかかわらず、自分がミスをすると他の社員の面前で罵倒したり、評価を下げられるようになったのです。上司の食事の誘いを断るとその反動が怖く、断り辛くなっています。周りの同僚に相談しても「美味しい食事をおごってもらえるんだから、いいじゃない」「上司の誘いを断るなんて勇気あるね」などと言われてしまいます。

このような状況下では、Bさんにとって「自分らしく生きること」は、上司の言動に性的な不快感を感じている以上、上司の食事の誘いを断り続けることかもしれません。しかし、上司に「ノー」を突きつけることで発生するリスクは、以下のようなことが考えられます。

・上司が意図的に自分の仕事の邪魔をし、ミスをさせ、社員の面前で罵倒する
・「Bさんは、仕事のミスが多い」と噂を流す
・「ミスが多いから」と言って、Bさんから仕事を取り上げ仕事干しの状態をつくる
・周りの社員に「Bさんに仕事を覚えてもらうために、Bさんの仕事を手伝わないように」と指示し、Bさんを孤立させる
・「仕事を覚えるように」と突然無理な業務量や業務内容を押し付ける

・極端に低い職務評価をつけ、減給する
・「仕事ができないから」とパートに降格する
・「仕事ができない上に周りの社員との協調性にもかけるので辞めるように」と退職勧奨する
・「君のように仕事ができない社員を雇うほど会社に余裕がない」と言って解雇する

Bさんは、「自分らしく生きること」を選択し、上司に「ノー」を表明したために、仕事を失うかもしれません。もし、Bさんがシングルマザーで2人の子どもを育てていたら、低い職務評価をつけられ減給されたり、パートに降格されては、学費が足りなくなるかもしれません。もし、Bさんが自分の親の介護をしていた場合、収入が減ったり仕事を失えば、介護施設のサービスを受けることができなくなり、さらに外に働きに出ることが難しくなるかもしれません。

このように「自分らしく生きること」を選択し、会社や加害者に「ノー」を突きつけると、自分以外に波及するデメリットやリスクもあり、現在のように転職が容易でない社会状況ではなおさら決断が難しいことは言うまでもありません。

Bさんがこの職場で「サバイブする」ためには、上司と食事に行き続け、セクシュアルハラスメントを黙認し、日々ハラスメントに耐えながら仕事を続けるしかないのかもしれません。その結果、心身ともに追い詰められ、うつ病を発症し休職または退職に追い込まれたのでは、本当の意味で「サバイブできた」とは言えず、上司のハラスメントに耐えながら「サバイブすること」を選択した自分を責め続けるかもしれません。

一方で、会社や上司に「ノー」を突きつけたときのリスクは計り知れず、ハラスメントに耐えながら「サバイブすること」を選択した被害者に対し、「『ノー』と言えなかったのだから、『同意』と言われても仕方がない」などと被害者を批判し、自己責任としてハラスメント問題を片付けることは、ハラスメント被害への無理解と無責任の何ものでもありません。

ハラスメント被害において、加害者や加害を黙認している組織と真正面から向き合うことは、「自分らしく生きる」か「サバイブする」かの究極の選択であり、本人がその時その時判断し選択したのであれば、どちらを選んでもそれがその時ベストな選択なのです。ハラスメント被害に遭い傷ついた被害者が、ハラスメント問題の渦中にいたときの自分の判断や選択を過小評価し、さらに自分を傷つけ追い込む材料に使う必要はありません。

毎日の仕事に追われ、忙しい時間の流れの中では、「自分らしく生きる」か「サバイブする」かの究極の選択について、自分が何を理由に、何を感じ、何を優先して判断し、選択したかをゆっくり整理する気持ちの余裕も時間的余裕もないでしょう。しかし、この究極の選択のプロセスをきちんと整理し、確認しておかないと、選択した結果向き合うことになったデメリットやリスクを目の前にしたとき、自分を責めたり、自己否定のスパイラルに陥り、自尊感情の低下から次に進むことが難しくなってしまう傾向があります。

場合によっては、誰かに相談した結果、「自分らしく生きる」か「サバイブする」かの究極の選択にもかかわらず、あなたの選択を尊重するどころか、「忍耐力がない」「社会人として失格だ」などと批判されてしまうことさえあります。自分の力で選択をし、その選択を尊重できれば、問題に区切りをつけ、次に進む力に転換できたかもしれません。しかし、周りの人の一言で、「自己否定」という長い暗いトンネルに入ってしまうこともあるのです。

賃金で自分や家族の生活を支えている人にとって、職場でトラブルに巻き込まれたとき、突きつけられる選択は、「自分らしく生きる」か「サバイブする」かの究極の選択であることを思い出し、どちらを選択してもよいことをしっかり認識することが大切です。自分の選択を尊重できても、その結果を受け入れられるようになるには何年もかかるかもしれません。しかし、どちらを選択しても自分を責める理由にはならないことを確認できれば、結果をより受け止めやすくなります。究極の選択だからこそ、そこに選択した理由が必ずあります。あなたが自分の判断や選択を信じるために必要なのは、自分の判断や選択には必ず肯定的な理由があり、その理由を確認することです。そしてその意識が、「燃え尽きない働き方」を実現する上で、あなたを支え、前進に導く力になるでしょう。

コントロールできることとできないこと

職場のトラブルが理由で訪れるクライアントに対し私が焦点を当てて取り組むことのひとつが、「自分がコントロールできること」と「自分がコントロールできないこと」の確認作業です。

会社や職場といった組織の中では、あなたにコントロールできることには限界があります。権限を与えられたポジションにいなければ、さらにコントロールできる範囲は狭められます。自分でコントロールできないことが多い環境や状況下でトラブルに巻き込まれてしまうと、個人の力で可能な問題解決の方法には限界があり、自分でコントロールできないことに執着すればするほど、葛藤が膨らみストレスが増大します。その結果、「何も変わらない」「何も変えられない」という事実と向き合うことに疲れ、燃え尽きてしまうこともあります。

たとえば、会社の就業規則をあなた一人の力で変えることはできません。ハラスメント被害を上司から受けていても、上司を辞めさせる権限はあなたにはありません。自分と相性の合わない同僚の性格や行動パターンを変えることはできません。サービス残業が慣行化している職場で、同僚にもサービス残業をしないで帰ることを強制することはできません。パワーハラスメントを職場で受けて休職に追い込まれたため裁判に訴えても、勝訴できるとは限りません。職場で受けたセクシュアルハラスメント被害が原因で精神疾患を発症し、社会復帰が困難になっても労働災害の認定が下りる保障はありません。

組織のルールや慣行を個人が変えることも難しいですが、「変わりたい」「変えなければ」という意思がない人の性質や行動パターンを変えることも非現実的です。ましてや、法律や社会システムにも限界があり、常に自分の味方になってくれるわけではありません。

自分ではコントロールできないことが多い中で、自分の力だけでは状況の改善や問題の解決がほぼ不可能にもかかわらず、問題を解決できないことで自分を責め、自尊感情を下げる必要はありません。自分でコントロールできる範囲でやるだけのことをやってみて、それでもどうにもならなければ、それは自分の問題ではなく、相手の問題または組織の問題と割り切り、区切りをつけ深みにはまらないことも「燃え尽きない働き方」の大切な要素です。

たとえば、ハラスメント被害を経験したクライアントの多くは、ハラスメントの加害者にハラスメントを止めさせたり、罰したり、謝罪させたりといった、自分の望む解決が期待できないと思った途端に「私があの会社に就職したのが間違いだったんです」と言うことがよくあります。そんなとき、私は「あなたが会社に入る前にハラスメントをする人が職場にいることを知っていたの？」と訊きます。すると、「知りませんでした」という答えが返ってきます。仕事をするために就職したのであり、ハラスメント被害を受けるために就職したわけではありません。「就職する前にその人がハラスメントをすると知っていたら、就職したの？」と訊くと、大抵は「就職しなかった」と答えます。

就職する前に職場にハラスメントの加害者がいるかいないかを知ることは、ほとんど自分ではコントロールできない範囲の事柄です。にもかかわらず、自分でコントロールできないことでさえも自分を責める材料にしてしまうのが、被害者の心理ともいえるでしょう。

自分でコントロールできない事実を突きつけられ続けた結果、解決や気持ちの整理が難しく足が地に着いていないような不安定な状態が続きます。不安定な状態から脱しようと、自分の身の上に起こった災難についてどうにか理由付けをして区切りをつけ、地に足をつけるために何とか着地しようと思うあまり、唯一コントロールができる「自分」のせいにして着地しようとする被害者は少なくありません。

「自分が弱い人間だったから」「自分の判断が間違っていたから」「『ノー』と言えなかっ

た自分の落ち度だ」などと、唯一コントロールできる自分を責めることで納得し、区切りをつけようとするのです。しかし、こうした着地の仕方が、自尊感情の回復や信じる力を取り戻すことをさらに遅らせ、社会復帰の妨げになることもあります。

自分にコントロールできないことは、「コントロールできないこと」としてきちんと認識し、自分でコントロールできない以上自分に責任はないという考えにつなげていくことが重要です。こうした認識のプロセスには長い時間を要することがありますが、無理やりすべてを自分のせいにして区切りをつけて前に進むよりも、心の回復のプロセスとしてはより安全といえます。

職場など自分でコントロールできることに限界がある状況下で問題に巻き込まれたときは、まずは「自分でコントロールできること」と「自分でコントロールできないこと」を整理することから始めてみましょう。

「信じる」ことがパワーの源

学校でも職場でも評価がつきまとい、周りが自分をどう見ているかを気にせずにいられない環境に身を置くことが多くなっています。周りが自分をどう見ているかを気にしない人は、「KY」（空気が読めない）というレッテルを貼られてしまうこともあります。成果主義を導入している企業や組織は増えていますが、自分が評価される環境で安心を得ることは、非常に難しいです。

「安心」「安全」が信頼関係を築くための鍵であることは前述しましたが、周りの評価を気にする社会では、不安が増大し、いつ何時自分がどのように評価、判断されているかわからないので、相手の顔色を伺いながら、コミュニケーションを図る傾向があります。したがって、メッセージをシンプルに発信し、受信するというより、裏メッセージを読み取ろうとして、コミュニケーションそのものがゲーム（駆け引き）になってしまうことは少なくありません。コミュニケーションの仕方がゲームになると、真意が伝わらないため、意思の疎通につながらない複雑なコミュニケーションになり、結果互いに不信感を募らせてしまう傾向があります。

「信じる力」が弱まっているのは、個人の問題というよりも、現在の社会環境がもたらした副産物ともいえます。周りの評価、判断によって、自信をつけたり、自信を失ったりを繰り返す環境下では、「信じてもいい」と思える瞬間が多ければ多いほど、自尊感情を維持しやすくなります。そして、「信じてもいい」と思える瞬間は、自分の意識ひとつ、考え方ひとつで増やすことができるのです。さらに、「疑うこと」で自分を守ることより、「信じること」で、楽になれることも多いのです。

カウンセラーという職業上、周りの人から「他人の悩みや問題ばかり聞く仕事で、どうやって落ち込んだり、嫌になったりせずに続けられるのか？」とよく質問されます。確かに私がカウンセラーという役割の中でクライアントから聞いている話の九〇％以上は、楽しいハッピーな内容とは言えないでしょう。それなのになぜか私は、カウンセリングの後クライアントから力をもらい、心が軽くなることがよくあります。

それは、クライアントが長い暗いトンネルから自分の力で光明を見つけ脱出するプロセスを一緒に歩くことで、「クライアントに力があることを信じていい」と感じられる瞬間が幾度も訪れるからなのだと思います。不安や不信が渦巻く現代社会で、人との関わりを通して、何かの可能性や誰かを「信じていい」と感じられる瞬間を日常的に味わえることは、ラッキーだと思います。

私はカウンセラーとして、目の前にいるクライアントの力を常に信じることを心がけています。それは、クライアントのためだけではなく、そうすることでいかに自分が楽になるかを知っているからです。

私がクライアントと過ごす時間は、多くて一週間に一時間程度です。もし私がクライアントの力を信じなければ、カウンセリングセッションの後もクライアントのことが心配でクライアントのことを考え続け、眠ることもできなくなるでしょう。

私は、「このクライアントが私と過ごすのは一週間のうち一時間程度で、残りの一六七時間をこの人は自分だけで過ごす力がある」と考え、クライアントの力を信じることを意識します。その人の「生きる力」を信じるからこそ、カウンセリングセッションが終わり、そのクライアントのファイルを書き終えたら頭を切り替えることができるのです。そして、クライアントのペースで一緒に歩くことも、待つことも、気持ちが変わることを受け止めることもできるのです。クライアントの力を信じることで楽になっているのは、実は私自身なのです。

私がクライアントの力を信じていなければ、クライアントの代わりにその人の問題や悩みについて一生懸命考え、アドバイスをして、何とか救ってあげようと必死になるでしょう。しかし見方を変えると、私がクライアントの力を信じていないために、クライアントが自分で考え、判断し、選択する機会を奪っているとも言えるのです。クライアントが持ちうる力を発揮する機会を奪うということは、その人の力を奪うことになると常に意識して向き合っています。

アメリカでカウンセリング修士課程の実践研修を行っていたころの話です。私は録音された自分のカウンセリングセッションの録音テープを自宅で何度も聞き返し、次にクライアントに会ったときに何を質問し、どの問題を掘り下げるかノートにびっしり書き込み、一生懸命クライアントの問題に取り組みました。そのうちにストレスから顔中にアレルギーが出てしまい、私にはカウンセラーは向いていないのではないかと悩み始めました。そんなとき、私のノートを見たスーパーバイザー（※）に一言、〝Naoko, Make your clients work!〟（「直子、あなたのクライアントに取り組ませなさい」）と言われ、ハッとしたのを今でも鮮明に覚えています。

「心配」や「同情」、「役割責任」を理由に相手の力を信じず、一緒に問題の責任を抱え救済することが、最終的に相手の力や能力を発揮する機会を奪ってしまうのであれば、そうしたサポートは偽善になりかねません。さらには、相手の力を信じていないために、それまでその人が自分ひとりで抱えていた荷物を一緒に抱え、自分も疲弊してしまい、その疲弊感をその人のせいにしたのでは、元も子もありません。

子どもに包丁を持たせるのは危険だと考え、料理をつくることを手伝わせないのは、子どもを「危険から守ること」かもしれませんが、子どもの力を信じないために、子どもから「料理をつくることへの興味を持つ機会」を奪っているかもしれません。

職場の後輩に任せた仕事にひとつひとつチェックを入れ、口を出すことは、「失敗を防ぎ、先輩としての責任を果たしていること」かもしれませんが、後輩の力を信じないために後輩が「失敗から学ぶ機会」や「仕事を任されたことへの責任感を養う機会」を奪っているかもしれません。

「グループで問題が発生したとき、リーダーがグループの「問題と向き合い、乗り越える力」を信じなければ、リーダーが一人で問題を解決しようと奔走し、問題の重さがグループメンバーに理解されないこともあります。

周りに悩んでいる人や困っている人、問題を抱えている人がいたとき、「その人にはその困難を乗り切る力がある」「サバイブする力がある」と信じることが自分自身を楽にし、たとえ長い道のりだったとしてもその道のりをただ一緒に寄り添って歩くことができるのだと思います。そして、「誰かが自分の力を信じてくれている」ことを感じることで人は力づけられることがあります。

「その人の力を信じる」ことは、決して「その人ならできる」と期待することではなく、「できないことがある」ことも含めその人の力と可能性を信じることではないかと、日々のクライアントとの関係の中で感じます。

「信じる」ことが「自分を楽にする」と思えた途端に、誰かと何かに一緒に取り組むことや誰かを支えることのストレスが軽減し、お互いに力を高め合うことができます。それは、子どもを育てる時でも、会社で誰かと一緒に仕事を進める時でも、友人の相談に乗る時でも同じです。相手の力を信じることでお互いを尊重し、楽になれることは少なくありません。信じる対象が自分でも自分以外の人でも、信じることがパワーの源になるといえるでしょう。

※　スーパーバイザー　カウンセラーを指導・監督する人。

自分の勘を信じる

「信じることがパワーの源」であると説明しましたが、他人だけではなく、自分の勘（感）を信じることも、自分の判断や選択の結果を受け止める上でとても大切です。

私はクライアントからよく「こういう場合どうしたらいいでしょうか？」とアドバイスを求められます。そんな時、「私はあなたの職場で働いたこともなければ、あなたの上司に会ったこともありません。だからこそ、あなたの勘が一番頼りになるのです。あなたがどう感じているかが、判断や選択をする上で一番重要な情報です」と伝えます。なぜなら、勘や感覚は、当事者しか持ち得ない唯一無二のものだからです。ましてや、問題の渦中に身を置き、状況や状態や関係する人の情報を一番持っているのが当事者である以上、その人が何をどう感じ、どう考えるかが、判断材料として一番信憑性《しんぴょうせい》があることは言うまでもありません。

たとえば、「上司からのハラスメントを止めさせたい」と言っているクライアントに、「上司に『止めてください』と言ったら、どうなると思いますか？」と尋ねたら、「きっと上司は冗談のつもりでやっているので、真剣に怒って言ったらたぶんやらなくなると思います。でも、その後のコミュニケーションがギクシャクしそうで心配」と言うかもしれません。または、「そんなことを言ったら、上司を怒らせてしまい、今までは冗談っぽかった言動がエスカレートして、本格的ないじめに発展しそうでとてもそんなことは言えません」と答えるかもしれません。

こうした考えや感覚は、当事者が問題と向き合う中で培ってきた体験から得た勘であり、どんなに経験豊富なハラスメント問題専門のカウンセラーでも持ち得ない判断材料なのです。もしこのクライアントに、「一度は『止めてください』としっかり意思表示をした方がいい」とアドバイスをして、クライアントが「止めてください」と上司に言ったら状況が悪化するのではという自分の勘を打ち消し、そのアドバイスに従ったとします。その結果、ハラスメントがエスカレートして、うつ病になり退職に追い込まれたら、その選択の結果を受け止めることは非常に難しくなるでしょう。また、自分の勘を信じなかった自分を責めるかもしれません。

私がアメリカ留学中にストーキング被害に遭ったときも、一回目の卑猥な電話を受けた際「何かがおかしい」という勘が働き、すぐに警察に行きました。その１本の電話が、まさかその後一四ヶ月にわたるストーキング事件に発展するとは、そのときは想像もしていませんでした。運よく犯人を捕まえることができたとき、一回目の電話の記録をはじめ、犯人が残した留守電メッセージのテープや警察への被害届など全てが証拠になりました。

あのとき、「こんな電話は引っ越してきたばかりだし、二度とかかってくることはないだろう」「いつか終わるだろう」と自分の勘を打ち消していたら、記録を有力な証拠として残すことはできなかったかもしれません。反対に、いたずら電話は一回だけでその後二度とかかってこなければ、警察に届けたにしても、「一回で済んでよかった」と思うだけで、ただの「勘違い」として、自分の勘を信じた自分を責める材料にはなりません。

私はこうした自分の体験から、当事者の感覚や勘について、「火のないところに煙は立たない」をモットーに話を聴いています。確かに、当事者の思考がネガティブスパイラルに陥りやすくなっていて、思考が極端になっていることはありますが、当事者が感じる不安や不快感には、必ず理由や要因があります。だからこそ、不安や不快感、危機感など、本人しか持ち得ない感覚を一番重要な判断材料として、その時に一番よい方法を当事者と一緒に考えます。

私は、クライアントが問題の渦中にいるときは、周りがなんと言おうとも自分の勘を信じるように伝えます。たとえば、ある職場では、ある上司のハラスメントといえる言動は長年黙認されてきており、「おかしい」と感じ、周りの同僚に相談しても「気にしすぎ」「笑ってやり過ごせばいいよ」と言われてしまいます。結果、「気にしている自分がおかしいんだ」と自分の勘を打ち消してしまい、気がついたら上司の自分へのハラスメント行為がエスカレートし、記録をとり始めたころには体調を崩し、休職に追い込まれてしまうこともあります。

自分の勘を信じることで早めに対処できることは少なくありません。そして、自分の勘を信じることは、自分を信じることであり、難局において自尊感情を維持する大切な要素でもあります。職場で問題と向き合う中で下す判断や選択は、「サバイブする」か「自分らしく生きる」かの究極な選択である以上、その判断と選択に最も重要な材料は、あなた自身の勘であり、感覚なのです。

人生のエキスパート

私がクライアントの勘や感覚を判断や選択をする上で一番重要な材料と位置づける理由のひとつは、クライアントがその人の人生のエキスパートだからです。判断することや選択することに自信を失っているクライアントに私が必ず伝えるメッセージがあります。

「私はあなたの職場で働いたこともありません。あなたが一緒に働いている人たちに会ったこともありません。あなたが、あなたの職場の情報もあなたが関わっている人についての情報も全て持っていて、私ではありません。あなたがあなたの生活の、そして人生のエキスパートなのです。だからこそ、あなたがどう感じ、どう思い、どう考えるかの方が、私がどう感じ、どう思い、どう考えるかより重要なのです」

このメッセージを伝えた途端に、私に判断を委《ゆだ》ねる言動が減り、クライアント自身が自分の置かれている状況について深く考え始め、自分が何をどう感じているかを洞察し始めることは少なくありません。

あなたの生活や人生を二四時間三六五日一緒に過ごし、全く同じ経験をした人はあなた以外に一人もいません。あなたがあなたの置かれた状況についての情報を全て持っています。情報をより多く持っている人の判断や選択の方が、ベストであると考えるのは、合理的ではないでしょうか。ノーベル賞を受賞した天才も、あなたの人生のエキスパートにはなれません。

たとえば、周りが法律などの専門知識を補充したり、似たようなケースを抱えている人の例を情報提供することはできるかもしれません。しかし、たとえ困難と向き合う中で自分の判断や選択に自信を失っていたとしても、自らの経験や感覚から現状を誰よりも理解し、情報を一番持っているのが当事者である以上、当事者より的確な判断や選択ができる人はほとんどいないでしょう。

そして、判断や選択の結果を背負って人生を歩んでいくのも当事者です。その人がその人の人生のエキスパートであるからこそ、その人の勘や感覚が非常に信頼性の高い判断材料となります。

自分が自分の人生のエキスパートであると確認できると、自分の人生に関わる判断や選択を他人に委ねる気持ちは薄れ、自分を信じる力を引き出しやすくなります。

第3章　自分を守るために…

自分を守るために…

第3章では、いざというときに、自分を守るために役立つ知識や情報を集めてみました。第2章で「あなたがあなたの人生のエキスパート」であり、「あなたの勘」が判断や選択において一番重要な要素であり、「自分を信じる」ことが、「自分らしく生きる」か「サバイブする」かの究極の選択の結果を受け止める助けとなることをお話しました。自分の下した判断や選択には肯定的な理由が必ずあり、自分の判断や選択をまず自分が尊重し、自分で自分を責めない意識が「燃え尽きない働き方」のポイントです。第2章を読んで気づかれた方もいるかもしれませんが、自分を守るのは、「自分」です。だからこそ、自分を理解し、自分の判断や選択を尊重することが大切です。しかし、心が疲れていたり、過度なストレスから脳内の神経伝達物質が上手く分泌されないとネガティブなスパイラルに陥りやすくなります。そんなときは、早めに心の疲れに気づき、対処することが肝要です。そのために必要な知識と情報を第3章で共有したいと思います。

自分の最大の敵は誰？

職場で問題に巻き込まれると、自分にはコントロールできない条件が多く、問題の解決や状況の改善を図るのが非常に難しい現実と向き合わなければいけません。問題が解決されず、状況が改善されない中でストレスに毎日のようにさらされることは耐えがたいものです。そのため、自分ではどうにもできない現実から逃避するかのように、自分自身を責めることで現実を受け止めようとする傾向が、職場における問題を抱え心が疲れているクライアントによく見られます。

自分でコントロールできることに限界がある職場では、問題と向き合う過程で自己否定の連鎖に陥りやすいことも事実です。自分でコントロールできる範囲では問題は解決できず、問題を抱えたまま仕事を続けるためストレス度が高くなり、過度の緊張や不安や不信からミスが増え、仕事への自信や意欲が低下し、自尊感情が低くなる悪循環を繰り返す傾向があります。結果、「自分がダメなんだ」「自分が悪いんだ」と自己否定のスパイラルから抜け出すことが非常に困難になっていきます。運よく、自分の状況を理解し、一緒に問題と向き合ってくれる相手が見つかれば、自尊感情の低下をある程度防ぐことができるかもしれません。反対に、周りからも批判されたり、否定されると自己否定の連鎖に拍車がかかってしまいます。

職場を離れていても、ストレスの原因になっている相手が目の前にいなくても、職場の外で起こったことでも、思考が極端になり、自分で自分を責める思考パターンから抜け出せなくなったとき、自分の最大の敵が「自分」になっていることがあります。

カウンセリングのプロセスでは、このように自分の最大の敵が「自分」になってしまうクライアントに対し、まずはそうした思考パターンのクセを認知させ修正していく作業を行います。

もしあなたの思考が、ネガティブなスパイラルに陥りやすくなっていると感じた時は、以下の「思考パターンチェックリスト」を使って、自分の思考がどれくらい極端になっているかチェックしてみましょう。

〝思考のクセ〟チェック

思考パターンチェックリスト

最近の自分の考え方や行動に以下に挙げた傾向があると思うものに☑をし、いくつチェックしたかを数えてみましょう。

□　何かひとつのことを間違えると、すごい失敗をしたように感じる。
□　人が失敗することは仕方ないと思えるのに、自分の失敗は許せない。
□　何か物事がうまく運ばないと、全てがうまくいかないような気がして絶望的に感じる。
□　人が自分と違う意見を言うと「自分が間違っている」と感じ、とても不安になる。
□　人に断られると、自分は嫌われていると思ってしまう。
□　感情を抑えられないと、自分をコントロールできていないような不安を感じる。
□　自分が間違っていることに気づいても、つい一生懸命自分を正当化してしまう。
□　周りが自分をどう評価するかが気になり、自分の意見を言えなくなっている。
□　自分が期待した結果が得られないと、すべて無駄だったと考えがちである。
□　人生において今の自分は好きになれず、人生に失敗してしまったように感じる。
☑合計　　個

チェックの数が五個以上だった人は、チェックしたそれぞれの項目について、極端ではない表現、または自分を責めない表現を考えてみましょう。

例）

□ 何かひとつのことを間違えると、すごい失敗をしたように感じる。
↓ 間違いをしない人はいない。間違えたのは一部で、間違えに気づけば修正できる。

□ 人が失敗することは仕方ないと思えるのに、自分の失敗は許せない。
↓ 自分が他人の失敗を許せるように、自分の失敗も自分が思うほど他人は「許せない失敗」とは思っていないこともある。失敗をしない人はいない。

□ 何か物事がうまく運ばないと、全てがうまくいかないような気がして絶望的に感じる。
↓ 自分ではコントロールできないことがあり、物事がうまく運ばないこともある。終わり良ければすべて良し。自分にできることをやれば、自分の責任は果たしたことになる。

□ 人が自分と違う意見を言うと「自分が間違っている」と感じ、とても不安になる。
↓ 互いの意見が常に一致するとは限らない。意見が違っているからといって、間違っているとは限らない。

□ 人に断られると、自分は嫌われていると思ってしまう。

□
↓他人には他人の断る事情や理由があり、個人的に捉える必要はない。

□感情を抑えられないと、自分をコントロールできていないような不安を感じる。
↓感情を感じ表現するのは人間の機能なので、感情を抑えられないほどの衝撃を受けたときに感情を表現することは自然な作用である。

□自分が間違っていることに気づいても、つい一生懸命自分を正当化してしまう。
↓誰しも間違えることはある。どんなに理由を並べても間違いであることは変わらない。間違いを認めてしまった方が楽なこともある。

□周りが自分をどう評価するかが気になり、自分の意見を言えなくなっている。
↓周りが自分をどう評価しても、自分のことを一番よく分かっているのは自分である。

□自分が期待した結果が得られないと、すべて無駄だったと考えがちである。
↓結果が全てではなく、そのプロセスから得られることもある。

□人生において今の自分は好きになれず、人生に失敗してしまったように感じる。
↓「今」は、自分の人生の一通過点に過ぎず、長い人生良い時もあれば、悪い時もある。

心の疲れに気づくポイント

身体の疲れは、頭が痛かったり、肩が凝ったり、食欲がなくなったり、朝起きられなかったり、昼間でも睡魔に襲われたりと気づきやすいのですが、心の疲れは目に見えにくく、気づいたときには、疲れすぎていて回復に時間がかかることがよくあります。早期に心の疲れに気づくことも「燃え尽きる」前にできることのひとつです。以下に心の疲れに気づくポイントを挙げるので、自分の心の状態をチェックしてみましょう。

1　感情を表現しなくなっている

最近「笑わなくなった」「怒らなくなった」「悲しいのに涙が出ない」「顔の筋肉が硬直していて表情をつくれない」「能面のように表情がない」「口角のあたりが重く感じる」など、表情がなくなっていませんか。または、「うれしい！」「頭にくる！」など、言葉で感情を表現しなくなったなど、感じたことへの反応が弱まっているときは要注意です。

私たちカウンセラーも、初めてクライアントに会ったときにチェックするポイントのひとつは表情です。表情がないクライアントについては、精神疾患の可能性も含め質問することがあります。

2　感情と行動が一致しない

悲しい話や辛い話をしているのに笑いながら話している。楽しい話や嬉しかった話をしているのに、表情にまったく変化がない。恐怖や危険を訴えているのに焦りや緊張が見られないなど、感情と行動が一致していないときも心と頭のバランスが崩れている可能性があります。カウンセリングのプロセスでは、「今辛い話をしているのに笑いながら話している理由はなんですか？」と、感情と行動が一致していないことをクライアントに知ってもらうために、こうした質問をして本人に理由を考えてもらいます。

場合によっては、「辛い話を辛そうに話すと余計辛いので笑ってしまうんです」と答える人もいます。しかし、それは自分が感じている感情を矮小化《わいしょうか》する行動であり、自分が感じたままに感じないように意識的に感情をコントロールする不自然な行動ともいえるのです。まずは、感じたままに感じ、感じたままに表現することから始め、本来の心の機能を取り戻すことも大切なプロセスです。

3　感情を感じない、感覚が薄れている

何に対しても「楽しめない」「喜べない」「怒れない」など感情をあまり感じなくなってしまうことがあります。「痛みに鈍感になった」「味覚が鈍くなった」「空腹感を感じない」「辛いのに泣けない」「ぼーっとしている時間が増え、自分が何を感じているか分からない」など、感覚が鈍くなることもあります。人間は、現実の辛さから自分を守るために感じなくすることでストレスを下げようとすることがあります。

例えば、ドメスティック・バイオレンスを長年繰り返されている妻が、夫の暴力や暴言にその都度傷ついていると「サバイブする」ことが難しいため、必要以上に傷つかないために感情を感じなくなることがあります。子どもが突然母親を亡くしたショックから泣かなくなることもあります。自分を過剰なストレスから守るために感じなくなることがあるのです。

4　「したい」という気持ちが薄れている

心が疲れると、「したい」という気持ちや意欲が薄れ、自分の意思で行動することが減っ

ていきます。たとえば、レストランに入ってメニューを見ても、何が食べたいか分からず、一緒にいる人と同じものを注文したりします。仕事にやりがいを感じなくなったり、趣味に関心がなくなったりもします。

私のクライアントにこうした兆候が見られるときは、とにかく小さなことから何でもいいので少しでも「したい」と思うものを選ぶことから始めるように伝えます。メニューから料理を選ぶときも、自販機の前で飲み物を選ぶときも、朝靴を選ぶときも、テレビ番組も、どんなに時間がかかっても自分の感覚で選ぶことから始めてもらいます。その選択が快感や成功体験につながると脳を刺激し、少しずつ「したい」という気持ちを呼び起こすことにつながり、本来の機能を取り戻すきっかけになるからです。

5　思考がネガティブなスパイラルに陥りやすい

前段で述べたように、心が疲れると思考が極端になったり、非現実的な考えに飛びついたり、非合理的な考えにとらわれたり、自分を責めたり自己否定を繰り返し、思考がネガティブなスパイラルに陥りやすくなることがあります。思考がネガティブなスパイラルに陥りそうになったら、一瞬でもいいのでその思考をストップする手段を持っていると対処しやすくなることがあります。

たとえば、私はテンポの速いお笑い番組をビデオに撮っておいて、頭をスッキリさせたいときなどに観るようにしています。ある程度耳をテレビに集中させなければいけない状態をつくることで聴覚を刺激し、思考をストップさせるのです。私のクライアントの中には、好きな漫画を読む人もいますし、好きな音楽を聴く人もいます。ペットの匂いを嗅ぐことで一瞬頭をリラックスさせる人もいました。思考ではなく、五感（視覚・聴覚・臭覚・味覚・触覚）を刺激し、頭の中をぐるぐる廻《まわ》っている考えから一瞬気をそらせることで、スパイラルを切ることができるのです。

6　自分のためだけの時間が確保できていない

心が疲れているときは、自分のためだけの時間が確保できていないことが多いといえます。忙しさのあまり、心が疲れていることに気づいていない人は少なくありません。自分だけの時間がないので、自分を振り返ることもなければ、自分の感覚に目を向け、耳を傾ける余裕さえありません。職場でもプライベートでも、常に時間に追われているような生活が続いている人は、心の疲れに気づかないまま行動していることがあります。その結果、疲労が溜まり体が悲鳴を上げたときには、心身ともに疲弊し、回復により多くの時間を必要とします。十分に寝て体を休め疲れはとれているはずなのに倦怠感《けんたいかん》が残ったり、頭痛が続いたり、集中力が散漫になり怪我が絶えないこともあります。ストレスで免疫力が低下していると風邪を引きやすくなったりもするので、適度にストレスを発散したり、自分を癒したり大切にする時間を確保することも重要です。

これら六つの項目に当てはまることが多ければ多いほど、心が疲れている可能性が高くなります。感覚として心が疲れているか判断ができなくても、自分を大切にしたり癒したりする行動を意識的に実行し、早めに対処することが心の疲れとうまく付き合うコツといえます。

自分を大切にしたり自分を癒す方法は、個々人で違います。嫌な思いを職場でした日は、ちょっと贅沢に美味しいランチを食べてもいいですし、帰り道コンビニで高めのデザートをご褒美に買ってもいいでしょう。猫カフェで猫と一緒に過ごしてもいいですし、いつもより長くお風呂につかるのもいいでしょう。休日を携帯もメールもチェックせず、好きなだけ寝て、一日寝巻きで過ごしてもいいのです。自分を大切にしたり、癒したりする方法はいくつも持っていた方が、慣れて飽きてしまうことも少ないでしょう。そして、自分の方法を見つけたら、その方法を実行するときに「自分を大切にする（癒す）ためにやっている」という意識を持ってやることがポイントです。

うつに関する豆知識

ここ数年、三〇代、四〇代の社会人にうつ病など心的負担を抱える人が増えていると言われています。うつ状態が二週間以上続き、社会活動や日常生活が思うようにいかなくなると脳の機能が変化して極端に精神的なエネルギーが低下しているため、通院や服薬を必要とすることがあります。しかし、うつは、万人が持ちうる感覚であり、うつ状態は万人が経験しうる状態なのです。

たとえば、英語では、「気分が落ち込んでいる」も「うつ」も〝I am depressed.〟と表現します。それぐらい「うつ」という状態は身近にあるのです。「うつ」を表す〝depression〟という言葉は、精神的なエネルギーの低下を意味しています。したがって、「どこかだるくて気力が出ない」のも「ベッドから起き上がれない」のも「うつ」状態であり、「うつ」は非常に幅広い状態を示します。

そんな身近な「うつ」に対処する意識としては、「うつは、風邪のようなもの」と考えるのもひとつです。なぜ私が「うつは、風邪のようなもの」と考えることを対処の方法として提示するかというと、うつは、私たちが普段風邪と付き合っているように、上手く付き合っていく症状だからです。

たとえば、うつ病の人が「うつは必ず治る」と信じるあまり、なかなか症状が改善しなかったり、服薬期間が長くなると、「治らない」ことが不安やストレスになり、うつ症状が悪化してしまうことがあります。しかしうつは、風邪のように生活の中でうまく付き合っていく症状であると考えると、不必要に自分にプレッシャーをかけずに付き合っていきやすくなります。

風邪は、軽い咳が出る程度のときもあれば、肺炎になり入院が必要になるときもあります。まったく風邪の症状が出ないときもあれば、また引いてしまうこともあります。うつも、ちょっと気落ちしていて、友人と話したら気が晴れるくらいのときもあれば、目の前で赤ん坊が泣いていてもベッドから起き上がれないくらい悪化することもあります。一時期うつ症状が改善され日常生活を普通に送ることができるようになることもあれば、何かのきっかけでぶり返し、再び服薬による治療を必要とするときもあります。風邪に二度と風邪を引かないようにする特効薬がないように、うつも永久にうつ状態にならないようにする薬はありません。

私たちは、日々の生活で風邪を引かないように手をよく洗ったり、うがいをしたり、マスクをしたり、早めに薬を飲んだりして対処しながら、風邪とうまく付き合っています。「うつ」も日頃から上手く付き合っていくという意識が重要で、重症化しないように早めに対処するよう心がけることが大切です。実際、誰かに相談したり、カラオケに行ったり、映画を観たり、美味しいものを食べたりしてストレスを発散しながら、私たちは軽いうつと自然にうまく付き合っていることも多いのです。

ただし、喉が赤くなったり、熱が出たりする風邪と違って、うつは目に見えにくいので、周りの認知や理解を得るのが非常に難しいという特徴があります。そして、うつとうまく付き合っていくためには、うつのサインに気づくことも重要です。

うつのサイン

・理由なくイライラする
・気力がわかない
・何をしても楽しくない
・人と会うのがおっくう
・仕事や趣味に興味がなくなった

・引きこもりがちになっている
・睡眠に障害が出る（寝つきが悪い、夜中に何度も目が覚める、なかなか起きられない、睡眠時間が異常に長い、など）
・食欲に極端な変化が出る（食欲がない、過食、何を食べても美味しいと思えない、など）
・体がだるい
・感覚が麻痺した感じがする
・頭が重かったり頭痛を頻繁に感じる
・何かひとつのこと（考え）にこだわる
・集中力が低下している
・判断することが難しくなっている
・つい悲観的になってしまう

上記のようなサインが複数二週間以上続いている場合は、早めに専門機関に相談してみてください。私のクライアントの中には、服薬に抵抗を感じる人もいますが、日常生活がうまくいかなくなっていたり、仕事に行けないなど社会活動に支障をきたしている場合は、薬の助けを借りながら徐々にできることを増やしていくことで、早期回復につながることもあります。

そして、医師に対しても、カウンセラーに対しても、安心して何でも話せる関係を築ける人を探すことが肝心です。風邪と違い、うつは目に見えない症状が多く、患者の説明を頼りに医師が判断することは少なくありません。だからこそ、安心して何でも話せる関係をつくれる医師を選ぶ必要があるのです。医師の処方に疑問を感じたり、副作用が気になったら正直に伝え、自分の状態についてなるべく多くの情報を医師に提供することが、回復への大きな足がかりになると言っても過言ではありません。

私はカウンセリングの中で、クライアントと一緒に医師に伝える内容を整理し、メモをつくり、そのメモを持ってクライアントは医師のところに行けるようにアシストすることもあります。口で説明できなくてもメモを見せることで少しでも多くの情報を医師に伝えられるからです。一人では、うつ症状が重く、医師に自分の状態をうまく説明できないようであれば、自分の状態を知っている誰かに付き添ってもらい、医師に説明してもらうことも、適切な治療を受ける上でとても重要です。

職場でハラスメント被害に巻き込まれたら

「ハラスメント」（harassment）は、もともと英語ですが、日本語ではよく「嫌がらせ」と言い換えられます。しかし、本来「ハラスメント」という英語には、「精神的苦痛を与えること」「攻撃すること」という意味はもちろんのこと、「執拗に」または「繰り返し」という意味も含まれます。そして、法的な判断においては、さらにどのような力関係があったかが重視されることがよくあります。

「嫌がらせ」という言葉に置き換えられているため、相手を不快にする言動がいかにしつこく、または継続的に行われたかというニュアンスが薄れてしまうことが多いのですが、まずは正しくハラスメントの意味を理解することが重要です。

ハラスメントにもいろいろな種類があります。例えば、セクシュアルハラスメント（以下、セクハラ）、パワーハラスメント（以下、パワハラ）、モラルハラスメント（以下、モラハラ）、アカデミックハラスメントなど、随分ハラスメント関係の言葉が普及してきました。

セクハラは、日本語で「性的な嫌がらせ」と言い換えられていますが、時・場所・相手をわきまえずに相手を性的に不快にさせる言動を繰り返し行う行為のことです。そして、セクハラの定義で最も重要な点は、行為を行った側に相手を性的に不快にする意図がなかったにせよ、言動を繰り返し受けた相手が性的に不快と感じた時点で「セクハラ」と判断されることです。「相手が性的に不快と感じたらセクハラが成立する」という解釈は非常に画期的で重要なポイントです。

しかし、「性的な」不快感だけでなく、全てのハラスメントに同じような定義を適用してしまうと、コミュニケーションに支障をきたす可能性があります。もし、「性的な」ことではないことでも「相手が不快と感じたら『嫌がらせ』として成立する」としたらどうでしょうか。相手を不快にする、または精神的に苦痛を与えることを目的としていなくても、相手がどう感じるか次第で「嫌がらせ」をしたことになってしまうのでは、怖くて誰ともコミュニケーションがとれなくなってしまうでしょう。だからこそ、「いかに執拗《しつよう》だったか」「どれくらい繰り返されたのか」という視点が「ハラスメント」を判断する上で重要なのです。

たとえば、部下が大きな失敗をしてしまったときに、指導の一環として初めて厳しく注意したところ、部下が精神的苦痛を与えられたと訴え「パワハラ」と判断されたのでは、指導も注意もできなくなります。このように「ハラスメント」という言葉がきちんと理解されず独り歩きしてしまうと、人間関係や信頼関係を築くことそのものが難しくなってしまうのです。

職場におけるパワハラは、造語の和製英語ですが、職権などパワーを背景にして、本来の業務の範疇《はんちゅう》を超えて継続的に人格や尊厳を侵害する言動を行い、働く環境を悪化させたり、退職に追い込むような行為をいいます。

モラハラという言葉は、最近徐々に取り上げられるようになってきました。職場におけるモラハラは、言葉や態度、身振りや文書などで繰り返し人格や尊厳を傷つけたり、肉体的精神的苦痛を与えて職場を辞めざるをえない状況に追い込んだり、職場の雰囲気を悪化させる行為のことです。

職場におけるハラスメントは、これら三つのハラスメントが複雑に絡み合っているケースが多いのですが、パワハラとモラハラは、まだ法律もできていません。現在パワハラやモラハラについては、組織の責任者に課せられている「職場環境配慮義務」のもとに企業の法的責任を問うアプローチがとられています。パワハラやモラハラは、法律にするのが非常に難しいほど、グレーゾーンに近い事柄が多いともいえます。

最近私のところを訪れる職場におけるハラスメント被害者のケースでは、ハラスメント加害が誰も見ていないところでのみ行われているなど、証拠が残らず証明が難しいケースや、最初は「いい人」として近づき、親しい関係になってからハラスメント加害がエスカレートしていくケースなど、ハラスメントにいたるプロセスやその中身が非常に巧みになってきています。したがって、被害者がハラスメント加害に気づいたときには、周りに相談しても信じてもらえないような状況に追い込まれていることも少なくありません。

特に職場のハラスメント被害では、背景に職権や何らかの力関係がある場合、被害者にコントロールできることは非常に限られています。そして、周りの理解も得られず、ひたすらハラスメントに耐えるしか方法がないケースが増えています。被害者は、「いい人」の仮面を被っていたハラッサー（加害者）を見抜けなかった自分を責め、「ハラスメントに耐えて職場に残る」か「職場を去る」かの二者択一に追い込まれていることがよくあります。

被害者は自分に落ち度があると思うことで、一生懸命何とか加害者と意思の疎通や信頼関係を築こうとします。しかし、加害者の目的が、「意思の疎通」や「信頼関係を築くこと」ではなく、「支配すること」や「攻撃すること」である以上、両者の目的が交わることはありません。

ハラッサーである加害者が支配欲・攻撃欲が強い相手である以上、加害者の目的は「支配」や「攻撃」であり、被害者がどんなにコミュニケーション能力を向上しようが、どんなに加害者の要求に応えようが、改善されることはありません。ハラッサーによっては、ターゲットを代えることはあっても、ハラスメント行為がなくなるわけではありません。したがって、誰かがターゲットになっている間は他の人は被害が少なく、いつ自分に火の粉が降りかかってくるかが不安で、ターゲットになっている人を助けたり、サポートすることが難しくなります。こうした風潮が職場に蔓延すると、ハラスメントが黙認され、加害者のハラスメント行為をエスカレートさせ、組織的に被害者を増産する悪循環が続くことになります。

ハラスメント被害では、被害者が「加害者の目的は攻撃または支配である」ことをきちんと認識し、自分自身を責める前に「加害者がいなければ、被害者は存在しない」ことを理解することが大切です。

相手の言動について「何かがおかしい」と感じたら、自分のその勘（感）を信じることが大切です。うまく説明はできなくても「おかしい」と感じた時点から記録をとることが重要です。「いや、ハラスメントのわけがない」などと自分の勘を打ち消したり、周りに「気にしすぎ」と言われて、「自分の方がおかしい」と思い込む前に、自分の勘を信じて万が一相手がハラッサーであったときのために備えることで、少し不安を和らげることもできます。もし相手がハラッサーではなく、一度記録をとっただけでその後記録をとることがなければ、自分だけが知っているただの勘違いで済み、「めでたしめでたし」となります。

もし、ハラスメント被害を受けているかもと感じたときには、自分でできることを以下のチェックシートを使って、確認してみましょう。

「ノー」と言えなくても、「ハラスメントかな？」と思ったらできること

□ 自分の勘を信じる

「おかしい！」と感じたら、その勘を信じる！

□ 被害について記録をとる

日時／場所／内容

相手を疑うのは嫌だが、最終的に自分の勘違いであれば、記録を使う機会がなくなるだけで、記録をとるだけなら相手を傷つけることはない。

□ 第三者に相談した場合の記録をとる

相手／日時／場所／内容
自分が相談された場合は、当事者に記録をとる余裕がないこともあるので、相談を受けた人が記録しておくことも大切。

□
電話通信記録やEメールなどの記録
Eメールを自宅のアドレスに転送したものは、捏造《ねつぞう》が可能なため、証拠能力が薄れる可能性もあるので注意。その場で印刷できなければ、メール内容を携帯電話などで写真に撮っておいてもよい。

□
ハラスメントが原因で医者にかかった場合は、診断書を書いてもらう
診断書に「職場のストレスやハラスメントが影響している可能性がある」などの文言を入れてもらえるとよい。

□
情報収集
自分の職場以外の人の反応や意見を聞いてみる。個人個人、ケースごとに違うので自分の話に耳を傾けてくれる人に会うまであきらめない！

□ 自分の職場にある相談機関を利用する

自分の職場の相談機関は信用できないと感じている人も多いが、少なくとも自分でしかるべき機関（または人）に相談し、努力したという証拠になることもあるので、利用することのメリット・デメリット・リスクを十分に検討してみる。

□ 都道府県に設置されている労働局や労働基準監督署に相談する

基本的には、明確な法律違反でないと労働局や労働基準監督所が介入するのは難しい。セクハラのケースなどは男女雇用機会均等法が適用されるので雇用均等室が基本的に対応する。

□ 都内の労働相談・情報センター（仲介・斡旋）

労働相談の専門機関なので、対応する人によって熱心に相談にのってくれるが、センター自体に強制力はない。したがって、会社が話し合いの席につくことを拒否した場合、センターとして、会社側に話し合いの席につくことを強制できない。

□労働組合に加入し雇用主と交渉する

労働組合は、基本的に相談するだけなら無料。ただし、会社と交渉するためには、組合費を払い組合員になる必要がある。

□労働審判所

二〇〇六年四月からスタートした制度。労働審判官（裁判官）と労働審判員二人で構成された労働審判委員会が三回以内の期日で審理し、話し合いによる調停を試みたり、裁判官が審判を確定する。通常の裁判に比べ、短期間で労働紛争を解決するための制度としてつくられた。審判について強制執行も可能。ただし、当事者が審判の内容に納得できない場合は、通常の訴訟に移行することもある。

このチェックシートを使って、できることから実行に移し、自分の身をハラスメント被害から守る準備を始めましょう。

サポート機関をどう利用するのか

カウンセリングを受ける場所や労働問題、心の問題の相談窓口はインターネットを使えばさまざまな場所を調べることができます。ここでは、こうしたサポート機関を利用するにあたっての最低限の知識と、相談をするときの心の準備について述べたいと思います。

各都道府県のホームページでは、最低賃金や有給休暇、解雇条件や雇用保険の規定を定めた労働法をやさしく解説して載せていることが多いので、法律はどうなっているのか確認したいときは一読してみてください。たとえば東京都の場合、ＴＯＫＹＯはたらくネットホームページで、労働法についてやさしく解説した『ポケット労働法』を無料でダウンロードできます（二〇一〇年一月現在）。

しかし労働法に目を通しても、なかなか自分の場合に応用して、具体的にイメージすることは難しいかもしれません。そのようなときは、やはり労働法や労働問題の専門的な知識を持った人や機関に自分が理解できるまで、または納得できるまで説明してもらうことも重要です。

またそのほかに仕事のこと、職場でのコミュニケーションについて、だれでも無料で利用できる相談窓口としては、各地方自治体の労働相談窓口があります。それぞれの地方自治体には労働問題を相談できる部署があり、ホームページで窓口が紹介されています。地方自治体によっては電話や対面の相談だけでなくＥメールによる相談を受け付けているところもあります。

また、労働組合に相談することもできます。労働組合に加入し組合として行動するためには組合費を納めることが条件となりますが、相談するだけならば、組合は基本的には無料で相談を受け、必要な情報を提供してくれます。労働組合の中には、所属や雇用形態に関係なく個人でも加入できる合同労働組合（合同労組）と呼ばれる組合もあります。特に個人加入ができる組合では、多種多様な労働問題に取り組み多くの事例を取り扱っているので、問題とどう向き合い、いかに自分なりの回答を見つけるかのヒントもより多くあるかもしれません。ひとりで問題と向き合うより、似たような経験をしている仲間と事実や現実と向き合うことで力づけられることもよくあります。

複数の相談窓口や機関で労働問題について相談をした相談者の中には、「相談する所や人によって、言うことや情報が違うので混乱してしまった」と言って、私のところにコンタクトしてくる人もいます。そのような場合、必ずしも相談を受けた側が間違った情報を与えているとは限りません。相談を受けた側は、その時相談者から与えられた限られた情報をもとに可能性について伝えていることが多く、相談者が与える情報量や内容によって、その可能性の内容が変わってくることもあります。特にハラスメント被害のような法的にもグレーゾーンになりやすい事象については、相談する相手によって、提示される対処方法や可能性が違い、会社も違えば、加害者も違い、ハラスメントの内容も様々なのでパターン化することが難しいのが事実です。

相談者が、受け取る情報が相談した相手によってその都度違うことで混乱をしてしまうことは、当然かと思います。だからこそ、ある程度情報や知識を集めたら、一度それらを整理するために誰かに話したり、一緒に考えたり、情報の不明瞭な部分のどこを再確認したらいいかを検討する機会と時間が必要になります。

地方自治体によっては職場でのこと、労働相談だけではなく、カウンセラーや精神科医に「うつ」や「対人関係の悩み」「心の問題」を相談する場所を設けていたり、電話相談窓口がある場合もあります。相談する場合はもちろん、このほかの選択肢、有料のカウンセリングを始め、たとえば労働組合や加入している健康保健組合が無料の相談窓口を設けているかどうかもチェックしてみるとよいでしょう。無料電話相談から、近くのカウンセリング室等を紹介してもらうという方法もあります。

前述したとおり、労働相談でも心の相談でも、重要なのはあなたが安心でき、あなたの話に理解を示してくれる担当者を見つけることです。傷つく経験をしたときや心が疲れているときは、誰かに自分の置かれている状況を説明するだけでも非常に負担が大きく、辛い作業になることがあります。ときには、紹介してもらった相談機関で相談した結果、理解してもらえなかったり、自分が非難されたように感じ、さらに傷つけられ二次被害を受けることもあります。担当者との相性が合えば、それだけで随分気持ちが楽になることもありますが、必ずしも相性が合うとは限りません。相談先が自分に合わないと思えば、相談する場所を変え、あきらめずに自分と相性が合う相談相手を見つけることが大切です。

そして、利用の際にはサポート機関は万能な解決方法を提供するためではなく、あなたをサポートするためにあるということを忘れないでください。たとえば、情報を収集したり、自分の考えをまとめたり、自分の行動を選択することの手助けのために利用すると考えた方がいいでしょう。なぜなら、解決の方法も癒しのプロセスも個々人で違い、労働問題にも心の問題にも万能薬はないからです。サポート機関の役割が「サポートすること」である以上、結果とその責任を背負っていくのはあなた自身です。

サポート機関が自分の問題を解決してくれると期待すると、自分の抱える荷物（問題）を代わりに持ってもらおうとしたり、一緒に荷物を持ってもらおうとしてしまいます。しかし、サポート機関はあなたの荷物の責任を負うことはできません。サポート機関は、あなたが一時的に安心して荷物を置ける場所を提供するだけで、その都度、あなたは自分の荷物を持って帰らなければいけません。最終的にその荷物をどうするかは、あなたが持ち主である以上、あなたが決めるしかないのです。

社会に出て仕事をすることが、船に乗って外海に出ていくことのように例えられることがありますが、労働法やいざというときのためのサポート機関の知識、「うつ」に対する知識は、仕事をする上での救命ボートのようなものだと思います。そういうものが、どこにあり、どのように使えばいいのか知っておくことで、実際には利用しなかったとしても安心して仕事を進める助けになるでしょう。

また、どんな船でも事故の可能性が一〇〇%ないとは言いきれないように、自分や家族、親しい友人にサポートが必要な時期が来るかもしれません。そのようなときにも、事前に知識を持っていることは助けになります。そして、サポート機関の役割を理解し、サポート機関をどのように利用すると心が疲れた状態でも自分の本来の力や能力をうまく引き出すことができるかを知っていることが重要です。こうした知識や心構えが二次被害のリスクを下げることにもなるからです。

カウンセリングとは

私が留学してカウンセリングを学んだアメリカでは、幼稚園から教育機関にはカウンセラーがいるのが当たり前で、子どもの頃からカウンセラーの存在を認識しています。カウンセリングは生活や組織、システムの中に自然に組み込まれていて、「病気」の人だけが利用するサービスという感覚ではありません。ちょっと困ったり、不安だったり、身近に相談する人がいないときなどに気軽に利用するサービスでもあります。

日本でも「カウンセリング」という言葉はずいぶん普及しましたが、まだまだ「心が病気」の人が利用するサービスという概念が強く、敷居が高いといえるでしょう。日本の場合、「相談」という役割が「カウンセリング」に近いものとして認識されているように感じますが、「相談」では、相談員にアドバイスや問題解決を期待する傾向が強いように思われます。場合によっては、婦人相談員など社会福祉サービスの利用を支援するアメリカでいうソーシャルワーカー（社会福祉指導員）のような役割を担っていることもあります。

アメリカでは、カウンセラー（counselor）、心理学者（psychologist）、精神分析医（psychiatrist）、社会福祉指導員（social worker）の位置づけと役割は非常に明確に分けられています。ごく簡単に説明すると、心理学者は心理分析を専門とする人、精神分析医は心の病気を診断し薬を処方する人、社会福祉指導員は社会福祉サービスの利用を支援する人といったらいいでしょうか。それでは、カウンセラーの役割は何なのでしょうか。

アメリカでいうカウンセラーは、もちろん医師ではないので精神分析医のように病気の診断をしたり、薬を処方することはできません。社会福祉指導員のように社会福祉サービス利用の手続きを手伝うなど、物理的な支援は基本的にしません。心理を分析する専門家が心理学者であれば、カウンセラーはクライアントが自分を分析（洞察）する力を引き出すプロセスを手伝う専門家と説明するとわかりやすいかもしれません。アメリカでカウンセラーが身近な存在なのは、カウンセリングが自分自身を洞察するための道具であり、日常的なレベルで気軽に利用できるサービスと理解されているからともいえるでしょう。

私のところを訪れるクライアントの中にも、カウンセリングを通して私がアドバイスをして問題解決の方向に導いたり、問題に対する解答を持っていると期待して来る人は少なくありません。しかし、カウンセリング効果の中で私が最も大切にしているのは、クライアントが元々持っている理解する力、認知する力、判断する力、選択する力、問題を整理し解決する（区切りをつける）力、そして傷を癒す力を引き出すことにあります。

情報や知識、経験をクライアントと共有することはもちろんありますが、クライアントの問題について私が解答を持っていることはほとんどありません。どのようなプロセスを経るかもクライアントにしか決められません。クライアント本人が自分で判断し、選択し、解答を導き出すからこそ、その結果を引き受けることができ、そのプロセスがクライアントの「生きる力」を引き出し、力づけることになると信じています。

私はクライアントに初めて会ったときに「私はあなたをジャッジする（あなたがどんな人か判断する）ためにあなたの前に座っているのではありません。あなたが優しい人でも冷たい人でも、いい人でも意地悪な人でも構いません。カウンセリングのプロセスでは、あなたがどう考え、どう思い、どう感じているかが一番重要だからです」と伝えます。あなたがどんな人かを私がジャッジするのではなく、あなたがあなた自身をジャッジすることに意味があるのです。それが自己一致のプロセスだからです。

人間にとって「わからない」ということは、非常に不安な状態といえます。特に二四時間三六五日ずっと付き合っている自分自身について「わからない」という状態は、なんとも居心地の悪い不安な、もしくは不安定な状態といえます。だからこそ自分で自分を分析し、理解し、認知することが重要なのです。カウンセリングは、そうしたプロセスを安心感・安全感のあるセッティングで行うためのひとつのアプローチです。

誰かにアドバイスしてもらい解決や解答に導いてもらったり、新しい思考回路を作ってもらうのではなく、誰かに話を聴いてもらい、情報を共有し、質問される中で自問自答し、自分で解決や解答を見つけ出し、自分で新しい思考回路を創る機会を提供するのがカウンセリングといってもいいでしょう。

また、すべての問題に十分満足できる解決方法や解答があるわけではありません。問題にぶつかって初めて向き合う受け入れ難い現実や事実もあります。そうした現実や事実と向きあう作業は、その現実と事実を理解し、受け止めるだけでもある程度の時間を必要とします。ましてや受け入れるには、何十年もの長い歳月が必要なこともあります。向き合うことが難しい現実や事実にひとりで向き合うことは耐え難い苦痛になることがありますが、誰かが一緒に向き合ってくれるだけで苦痛が若干和らぐこともあります。誰かが一緒に向き合ってくれてもその現実と事実は変わりませんが、「孤独感」という苦痛が緩和されるのかもしれません。

自分が何を感じ、どう考え、どう思っているかを整理し、確認し、どうしたいかを考え、認知を意識に、意識を行動に変えていくプロセスをアシストするのがカウンセリングです。カウンセリングは、自分自身と向き合うための時間と材料とヒントを与えてくれます。自分自身を理解し、自分の判断や選択を尊重したいとき、自分ひとりでは同じ思考回路をぐるぐる廻《まわ》るだけで新しい回路を創ることが難しいとき、安心できる相手の前で感情を吐露し、ただ受け止めてもらいたいとき、受け入れることが難しい現実や事実とひとりで向き合うと孤独感に押しつぶされてしまいそうなとき、自分の思考パターンや行動パターンを変えたいときなど、「病」というレベルではなくても、もっと日常的なレベルで気軽にカウンセリングを利用し、早めに自分の心の状態に気づき対応することで、心の疲れからの回復をよりスムーズにすることが可能になるのです。

私たちは、常にハッピーではありません。日常的に悲しいこともあれば、辛いことも、頭にくることも、後悔することも、さびしいときもあります。ひとりで乗り切れるときもあれば、誰かのアシストを必要とするときもあります。

家族や友人に話すことで楽になることもありますし、家族や友人だからこそ話せないこともあります。家族や友人は、あなたと色々な経験を共有しているため、あなたを真っ白い紙のように見ることが難しく、先入観や偏見が邪魔し、評価、判断してしまうかもしれません。または、近い関係なだけに「何とかしてあげたい」という気持ちが強くなり、客観性や冷静さに欠けてしまうこともあります。

その点カウンセラーは、あなたのことを真っ白な紙に近い状態で話を聴くことができます。先入観や偏見がない分あなたも安心して話すことができます。話した内容が誰か他の人に伝わる心配もありません。家族や友人であればしないような質問をされることで、あらためて考える機会を得ることもあります。

カウンセリング倫理において、カウンセラーは家族や友人にカウンセリングをしてはならないと定められています。それは、家族や友人へのカウンセリングでは、本来のカウンセリング効果を得ることが難しいと考えられているからです。カウンセラーがまったくの第三者であるからこそ、話したことで脅かされるような不安やリスクを減らし、より安心・安全な条件下で自分をオープンにし、自己洞察しやすい環境と状況をつくることができるのです。

確かに、カウンセラーという専門家が職業として認められる前は、家族や友人、教師や医者、牧師などコミュニティーの中で吸収されていた役割だったといえるでしょう。しかし、社会状況の変化により、家族の形や人間関係における信頼構築のプロセスが変わり、コミュニティーの中で吸収する力が弱まってしまった社会では、自己開示し自己洞察するのに十分安心で安全な場所や機会が少なくなっています。

私にとっては、自分が提供するカウンセリングサービスの利用が増え、ニーズがあればあるほど、カウンセラーとしての役割が役立っていることの嬉しさがある反面、私的・公的な範囲でこうした役割を吸収することが難しい社会状況であるとも考えられるため、非常に複雑な心境です。しかし、それだけカウンセリングが身近な存在であるということなのです。

実際、古代ギリシャの哲学者アリストテレスや古代ローマ時代のシャーマンなどが現代のカウンセラーの役割を担っていたと考えられています。したがって、カウンセリングは長い歴史の中で培われた人間の知恵の結集ともいえるのです。だからこそ、専門家だけが扱える特別なものではなく、日常生活でも十分活用できる実用的な知識であり、意識であり、スキルなのです。

私もアメリカ留学中ストーキング被害に遭い、初めてカウンセリングを体験したときは、「自分がおかしいからカウンセリングが必要なんだ」と思うあまり、カウンセリング効果をあまり実感することなく、途中で辞めてしまいました。アメリカの大学院でカウンセリングの教科書を読んでいるときも、当たり前のことが書かれているように感じ、その効果について正直半信半疑でした。しかし、カウンセラーとなり、カウンセリングがより身近な存在となったとき、カウンセリングが何であり、カウンセリングが及ぼす影響と効果を知ることができました。

カウンセリングをより身近なものとして利用し、生活や人生の中で押し寄せてくる波にうまく乗ったり、身を任せたりするための道具として役立ててもらえたらと思っています。この本の中で「ピープル・スキル」として紹介したカウンセリングの知識やスキルは、カウンセリング理論を日常生活レベルで活用しやすくするために、シンプルに分かりやすく解説したものです。本を読むことで得られることもあれば、実際にカウンセリングを受けてみて実感することもあると思います。

みなさんが、人間の知恵の結集であるカウンセリングを正しく理解し、活用し、より生きやすくなれれば、カウンセラーが専門職ではなくなる社会をまた実現できるかもしれません。そして、カウンセラーのような役割を担える人や機関が増えれば増えるほど、より健康的な社会を築くことができるのかもしれません。私たちひとりひとりが日常生活の中でカウンセラーになり、カウンセリングをより身近なものにできるのです。

おわりに

この本の出版のきっかけは、二〇〇〇年七月に国際基督教大学のジェンダー研究センターと就職相談グループ共催で開催された「燃え尽きない働き方」という私の講演でした。

就職活動を大学二年生から始めても就職が難しく、やっと就職できても、人員削減に伴う人手不足から過重労働を強いられ、成果主義が導入された職場ではギスギスした人間関係により精神的に追い込まれ、燃え尽きてしまう人が増えています。

職場が安心して「自分らしく」働ける場所ではなく、不安や不信感を増幅しやすい環境になっている場合、本来組織側に改善の努力が求められるべきです。しかし、職場で問題に巻き込まれると、個人の「コミュニケーション能力」の問題として個人が批判され、自信を失い、自己尊重心が低下し、カウンセリングに訪れる人は後を絶ちません。

私がアメリカでカウンセリング修士を取得して帰国後、「自分を大切にするコミュニケーション」や「疲弊しない人間関係の構築」をテーマにした講演依頼が多いことは、現在の社会状況を象徴しているように感じます。

学校でも職場でも評価がつきまとい、様々なシチュエーションで「コミュニケーション能力」が求められていますが、個人が求めるコミュニケーションは、「自分を殺すコミュニケーション」ではなく、「自分らしくいられるコミュニケーション」です。

その点、カウンセリングの知識とスキルには、自己尊重心の向上や傾聴をはじめとするコミュニケーションスキルなど、普段の生活や職場で十分生かせる内容が多く含まれています。カウンセリングの知識やスキルは、長い歴史の中で積み重ねられた人間の知恵の結集でもあります。したがって、私が本書でみなさんと共有した内容も、実はみなさんが普段何気なく考えていることや感じていることを分かりやすく論理的に説明しているだけです。ただ、普段何気なく考えていることや感じていることについて「なるほど」と思えたとき、意識化につながることがたくさんあります。

この本を読んで気づいたことや、今まで何気なく感じていたことを一つでもいいので意識するきっかけになり、「生きやすさ」のツールとして役立てていただければ、この本は役割を果たしているといえるかもしれません。

国際基督教大学での私の講演が同大学のジェンダー研究センターのホームページに掲載されました。研究社編集部の吉井瑠里さんがその講演録をご覧になって、「この講演内容をもっと多くの人たちと共有できるように『「読む」カウンセリング』として本にしたい」とお話があったとき、吉井さんの「読む」カウンセリングという言葉に魅力を感じて、思い切って書いてみることにしました。

この本が、みなさんが本来持っている「力」を引き出し、一章一章読みながら元気になっていただけたら嬉しいです。

最後に、この本を書くチャンスをつくってくれた国際基督教大学ジェンダー研究センターと、出版にあたって尽力いただいた研究社の吉井瑠里さんに心からお礼申し上げます。

二〇〇九年一二月二五日

高山　直子

※本書に登場する人たちとの会話やエピソードは、内容を具体的に分かりやすくするために複数の人物の発言を織り交ぜ、多少の脚色がほどこされており、必ずしも特定の人物や出来事に帰されるものではありません。

《著者紹介》
髙山　直子（たかやま　なおこ）
東京生まれ。NPO 法人サポートハウスじょむカウンセラー、お茶の水女子大学セクシュアル・ハラスメント等人権侵害相談室専門相談員。1992 年成蹊大学経済学部卒業。1996 年米国 Eastern Michigan University 大学院修了、女性学修士取得。（財）市川房枝記念会勤務後、IT 企業で働き、2003 年に再渡米。2006 年米国 Wayne State University 大学院修了、カウンセリング修士取得。帰国後、サポートハウスじょむの女性問題専門カウンセラーとしてカウンセリングを行う。また、「自己尊重」「コミュニケーション」「カウンセリングスキルを職場や生活に生かす」「エンパワメントにつなげる支援」をテーマにした一般・学生向けの講演も多数。

NPO 法人サポートハウスじょむ
URL　http://www15.ocn.ne.jp/~jomu/
E-mail　jomu@orion.ocn.ne.jp

働《はたら》く人《ひと》のための「読《よ》む」カウンセリング
―ピープル・スキルを磨《みが》く―

2010 年 2 月 25 日　初版発行

著　者　髙《たか》山《やま》直《なお》子《こ》
発行者　関戸雅男
印刷所　研究社印刷株式会社

KENKYUSHA
〈検印省略〉

発行所　株式会社　研究社
http://www.kenkyusha.co.jp/

〒102-8152
東京都千代田区富士見 2-11-3
電話　（編集）03(3288)7711（代）
（営業）03(3288)7777（代）
振替　00150-9-26710

装幀：清水良洋（Malpu Design）

ISBN978-4-327-37818-9　C0036　Printed in Japan